LA SAIGNÉE ET LA TRANSFUSION

SALINE HYPODERMIQUE

Dans les maladies toxiques et infectieuses graves.

PAR

Georges REYNAUD (de Marseille),

Interne des Hôpitaux de Marseille.

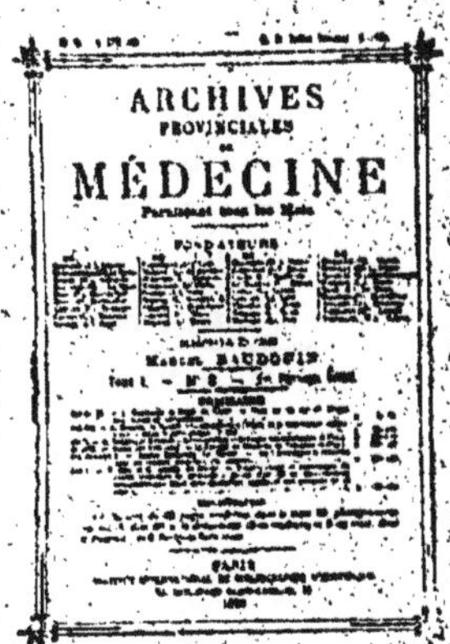

TIRÉ A PART DES *Archives Provinciales de Médecine.*

MARS, AVRIL, MAI, JUIN 1900.

———

PARIS

INSTITUT INTERNATIONAL DE BIBLIOGRAPHIE SCIENTIFIQUE,

93, BOULEVARD SAINT-GERMAIN, VI

1900.

LA

SAIGNÉE ET LA TRANSFUSION SALINE HYPODERMIQUE

DANS LES MALADIES TOXIQUES

ET

INFECTIEUSES GRAVES [1]

PAR

Georges REYNAUD (de Marseille),
Interne des Hôpitaux de Marseille.

Si l'on parcourt la littérature médicale, on constate aisément que l'emploi des solutions salines — sérum artificiel de la plupart des auteurs — dans la thérapeutique générale des états morbides les plus divers, n'a cessé de s'accroître depuis une douzaine d'années.

Abstraction faite, en effet, des cas chirurgicaux où l'application des injections chlorurées-sodiques est aujourd'hui classique, la liste est longue des observations où cette méthode a été utilisée avec succès dans le domaine médical.

Toutefois ces publications ne s'appuient, en général, que sur des faits isolés, ou sur des statistiques restreintes. En outre, les résultats fournis par l'emploi combiné de la saignée et de la transfusion saline dans les états toxiques et infectieux, demandent à être confirmés et mieux précisés par des observations plus nombreuses et plus probantes.

Ce sont là les considérations principales qui nous engagent à rapporter ici les résultats des recherches que nous poursuivons depuis trois années environ à l'Hôtel-Dieu de Marseille, dans le service et sur les conseils de notre excellent Maître, M. le Pr Villard.

(1) *Mémoire* présenté au *Comité Médical des Bouches-du-Rhône* (*Prix Rampal*), Concours 1900.

Ces questions thérapeutiques sont, du reste, à l'ordre du jour : elles feront tout prochainement au XIII⁰ Congrès international de Médecine, l'objet de plusieurs rapports importants : de M. le Pʳ Hayem et de Baginsky (de Berlin), « sur les indications de la saignée », de M. le Pʳ Landouzy, « sur les injections salines ».

Voici le plan que nous adopterons dans l'exposé de ce modeste travail.

1° Après quelques considérations générales sur les données pathogéniques et physiologiques qui tendent à régir actuellement la thérapeutique, nous retracerons à grands traits les diverses étapes qu'ont dû franchir l'histoire de la Saignée et celle des Injections salines, en ce qui concerne le traitement des infections et des intoxications médicales ; nous insisterons ensuite plus particulièrement sur l'histoire clinique, encore récente, de notre procédé de choix, la *Saignée-transfusion*.

2° Nous diviserons en trois groupes l'étude clinique et analytique de nos observations, suivant que la maladie était le résultat soit de poisons endogènes, ayant pris naissance dans l'économie (*Auto-intoxications*) ; soit de poisons exogènes, pénétrant tout formés dans l'organisme (*Intoxications*), ou engendrés par des éléments bactériens (*infections*) (Nous insisterons, chemin faisant, sur les résultats particuliers à chaque méthode, pour chacune des affections observées).

3° Nous relaterons ensuite, dans une étude synthétique, les principaux effets et les modes de réaction des grands appareils et des différentes fonctions organiques, nous efforçant ainsi de mettre en évidence, sans partialité aucune, les avantages et les inconvénients du procédé thérapeutique que nous avons utilisé.

4° Nous résumerons enfin, dans une rapide vue d'ensemble les résultats comparatifs réalisés dans la cure des infections et des intoxications, par l'application de ces divers traitements, en essayant d'établir quel est parmi eux celui qui nous paraît être le plus efficace et le plus inoffensif.

PREMIÈRE PARTIE.

I. *Considérations Thérapeutiques Générales.*

Il n'y a que quelques années encore, on déclarait d'une façon générale que la mort trouvait nécessairement sa cause dans le poumon, dans le cerveau, ou dans le cœur; mais à l'heure actuelle, on reconnaît que malgré leur importance considérable, ces lésions ne sont pas forcément la cause même de la mort. Il faut donc la chercher ailleurs, et c'est dans l'intoxication profonde de tout l'organisme que nous la trouvons le plus souvent. C'est à elle que sont dus, en réalité, la plupart des symptômes graves, non seulement des fièvres infectieuses, mais aussi des grandes intoxications organiques.

L'économie cherche bien à se débarrasser, par tous les moyens mis à sa disposition, des poisons microbiens ou cellulaires qui l'envahissent : une partie de ces poisons est, on le sait, retenue, transformée et détruite par le foie (Roger, Charrin), par les capsules surrénales (Brown-Séquard, Langlois), par la moelle osseuse (Roger et Josué, Haushalter et Spillmann), par d'autres glandes dont l'action est moins connue, et par les leucocytes (Metchnikoff et ses élèves); une autre est brûlée dans le sang ou dans les tissus (Bouchard); une autre est éliminée soit par l'estomac ou par l'intestin, soit par les bronches ou par la peau, soit encore par des hémorragies spontanées ; mais la plus grande partie des toxines tend à être expulsée par les reins eux-mêmes.

Les recherches expérimentales de MM. Bouchard et Charrin, ainsi que de nombreuses démonstrations cliniques, ont en effet prouvé que la fonction urinaire est la plus grande voie d'élimination de toutes les substances toxiques.

C'est pourquoi, lorsque le principal des émonctoires devient incapable de suffire à cette dépuration, les toxines s'accumulent de plus en plus dans la masse sanguine, et si celle-ci n'arrive pas à être purifiée soit par les réactions salutaires de l'organisme, soit par les secours de la thérapeutique, les phénomènes les plus graves font leur apparition: l'isotonie des hématies ne tarde pas à fléchir ; les globules s'altèrent et se détruisent ; le myocarde et les vaisseaux, après un surcroît d'énergie, perdent de plus en plus leur force contractile, amenant une hypotension progressive dans le système cardio-vasculaire et, par suite, des congestions passives au sein des principaux organes. Enfin, la mort devient bientôt la conséquence secondaire, mais réelle, de cet arrêt des fonctions rénales.

On peut donc dire que c'est non-seulement par le cœur, mais surtout par le rein que l'on meurt le plus souvent dans toutes ces intoxications organiques graves.

On entrevoit aisément les conséquences thérapeutiques qui découlent de ces données pathogéniques : le traitement le plus rationnel consistera à favoriser l'élimination de la plus grande partie possible des poisons bactériens ou organiques, à les rendre moins irritants et moins caustiques en les diluant dans le sang lui-même, tout en soutenant les éléments anatomiques dans leur lutte contre l'assaillant, sans oublier d'attaquer directement ce dernier, si on le peut.

Exception faite des cas moyennement graves, qui guérissent souvent d'eux-mêmes, il en est d'autres devant la gravité desquels la thérapeutique semble véritablement désarmée.

Sans doute, les résultats de plus en plus probants, obtenus par l'emploi des *sérums* thérapeutiques, permettent d'entrevoir l'heure prochaine, où, en présence d'un malade gravement infecté, on possédera enfin une arme efficace, capable de réaliser sûrement toutes les indications que nous venons d'énumérer. L'Organothérapie commence également à entrer en scène ; on indique, chaque jour, les attributs d'un nouveau tissu, d'un nouveau produit, depuis les récents travaux de Fraser et de Phisalix sur l'action antitoxique de la bile.

Mais en attendant la solution de ces différents problèmes, il est bon de savoir qu'il existe des moyens, aussi simples que puissants, capables de réaliser ces indications et de fournir dans les cas les plus graves des résultats parfois inespérés.

Nous voulons parler de la saignée et des injections salines, dont nous avons pu apprécier la valeur thérapeutique dans un nombre assez considérable de cas cliniques. Mais avant d'aborder l'étude de nos recherches personnelles, il nous paraît utile de rappeler brièvement l'histoire clinique de ces médications, dont l'emploi isolé ou combiné dans le traitement des intoxications et des infections médicales, tend, depuis quelques années, à se répandre chaque jour davantage.

II. *La Saignée.*

L'antique médication dépurative devait forcément bénéficier des idées qui régissent la thérapeutique actuelle. M. Charrin a dit en 1897, que « la méthode évacuatrice des anciens avait certainement sa raison d'être ; je crois même, ajoutait-il, qu'on finira par revenir aux évacuations, à la saignée, par exemple, dans une sage mesure bien entendu ».

Sans insister sur les fluctuations diverses qu'elle a dû subir depuis l'antiquité jusqu'à Guy Patin, au XVIIe siècle, et à Broussais, au début du XIXe siècle, sans s'attarder sur les détails de cette longue période de discrédit et d'abandon qui succéda à celle de « l'hématomanie », on peut dire que Vinay (1), en 1880, en coordonnant les études hématologiques de M. Renaut et les expériences d'Arloing et de d'Arsonval, a remis la saignée à l'ordre du jour. Depuis cette époque, ce mouvement de retour en faveur de cette médication s'accentue chaque année (2), si bien que depuis les discussions du

(1) Vinay. Thèse d'agrégat., Paris, 1880.
(2) Les publications suivantes se rapportent toutes aux indications et aux résultats favorables de la saignée : Bruguier, *Montpellier méd.*, 1883.— Dechaux, de Montluçon. *La Saignée d'Hippocrate*, Paris, Baillière, 1887. — Thierry, th., Paris, 1887. — Willems, *Académ. méd. belge*, 24 septembre 1887.— Daspres, th., Lyon, 1888. — Dogiel, *Gaz. heb.*, 1891. — Delabrosse, *Normandie méd*, Rouen, 1892. — Fodera, *Arch. di. Farmac. e Therap.*, 1894.—Iglesias y Diaz, *Ann. roy. Acad. med. Madrid*, p. 220, 1894. — Levy, *Sem. méd.*, 9 octobre, 1895. — Schubert, *Berl. klin. Woch.*, n° 38, 1895, et *Deut. med. Zeit.*, n° 31, 1898. — Mircóli, *Bull. méd.*, p. 954, 1895. — Albu, *Rev. des Trav. mod.*, 1896. — Grawitz, *Méd. moderne*, 1896.— Winstel, th., Nancy, 1896.— Alber, *Gaz. hebd.*, 1897. — Dassonville, th., Lille, 1897.—Griswold, *Am. pract. a. News*, Louisville, 1897.— Nourry, th., Paris, 1897. — Prat et Mécamp, *Indép. méd.*, Paris, 1897.—Robin, *Sem. méd.*, p. 457, 1897.— Romme, *Presse méd.*, 1897. — Baginsky, *Berlin, klin. Woch.*, n° 21, 1898. — Branthomme, *Presse méd.*, n° 81, 1898. — Contenau, *Tribune med*, Paris, 1898. — Montagnard, *Loire méd*, n° 8, p. 195, 1899. — Titov, *Klin. journ.*, septembre 1899. — Eichhorst, *Thérap. Monats.*, Zurich, février 1900.

Congrès international de Moscou (1897), les communications de Krönig et d'Alber à la Société médicale de Berlin, les rapports de M. Robin à l'Académie de Médecine de Paris, de Maragliano, au Congrès de Médecine interne de Turin et de Benham, à la Société de Me   de Londres (1898), elle reparaît, à cette heure, brillante et vivace et tend à se faire accepter partout, ses indications devenant comprises des cliniciens qui savent trouver dans son emploi une des meilleures parmi les méthodes immédiatement déplétives et dépuratives.

Beaucoup d'expérimentateurs, s'appuyant sur les données de la physiologie et de la pathologie expérimentale, ont prétendu que la saignée est dangereuse pour l'organisme : elle déterminerait l'anémie, l'abaissement des échanges, la dépression du système nerveux, ainsi qu'une dégénérescence des tissus, et plus spécialement du myocarde ; en outre, ses effets étant peu durables, on ne devrait l'employer que lorsque tous les autres moyens ont échoué.

De nombreux résultats contradictoires ont heureusement démontré que les modifications qui surviennent après la saignée n'altèrent jamais notablement aucune des fonctions de l'organisme. On sait, grâce aux recherches de M. Hayem, qu'il y a, au contraire, reformation abondante des globules, sous l'influence d'une *crise hématoblastique*; Morel a montré qu'il se produit aussi une crise leucocytique, et Hoche a constaté une accélération très nette du cours de la lymphe aussitôt après le début de l'émission sanguine.

Du reste, tous les globules ne sont pas nécessaires à la fonction respiratoire et aux échanges gazeux, de même que tous les éléments constitutifs du plasma sanguin ne sont pas indispensables, *in toto*, à la nutrition des tissus. Selon la formule de Maragliano : «une partie du nombre total des globules peut remplir à elle seule la fonction de tous». Cet auteur aurait même constaté avec Sciolla et Tarchetti, que l'appauvrissement du sang n'a pas grande influence sur l'évolution des maladies infectieuses. Bien plus, il y aurait même, d'après lui, des états pathologiques dans lesquels la richesse du sang en globules peut, à certains moments, devenir dangereuse pour le malade. D'après les physiologistes, dit-il à une plus grande teneur en globules correspond une plus grande consommation d'oxygène et une excrétion plus considérable d'acide carbonique. Lorsque l'hématose vient à se faire d'une manière défectueuse dans le poumon, l'accumulation de l'acide carbonique dans le sang augmente proportionnellement au nombre des globules rouges ; ainsi s'explique pourquoi l'amélioration est d'autant plus notable après la saignée que les lésions pulmonaires sont plus étendues.

Les recherches récentes de MM. Robin et Binet ont également montré que chez les pneumoniques, la saignée active les oxydations et diminue par suite la cyanose et la dyspnée. Tous ces résultats prouvent bien que lorsque les globules deviennent inertes, ils sont inutiles. La saignée, pratiquée avec mesure, ne doit donc pas être considérée comme nuisible.

Elle est, au contraire, utile à plusieurs points de vue : Par son action mécanique et déplétive, universellement admise, elle active la circulation veineuse et la petite circulation, toutes les fois qu'il y a stase et que le ventricule droit, gorgé de sang, ne parvient à se vider que difficilement ; que ces troubles soient consécutifs aux affections cardiaques, qu'ils soient dus à des lésions pulmonaires chroniques, ou aigues, ou encore à tout autre congestion viscérale.

Faite avec modération, la saignée, chacun le sait, donne au pouls de l'ampleur et de la force ; elle facilite le travail du cœur, rend aux capillaires périphériques leur contractilité affaiblie, en même temps qu'elle favorise les échanges gazeux grâce à la suractivité qu'elle donne à la nutrition.

Cette action mécanique et déplétive, passagère, sans doute, mais souvent «héroïque dans les cas graves» (Petit), suffirait largement à justifier sa valeur thérapeutique. Mais, sans parler de l'action révulsive que Zakharine, entre autres, a pu attribuer à la saignée, elle offre un autre avantage : c'est de débarrasser rapidement le sang d'une quantité considérable de toxines, puisque d'après Bosc, 3 ou 4 cent. cubes de ce sang suffisent souvent pour tuer promptement un kilogramme d'animal ; et que d'autre part, d'après M. Bouchard, une saignée de 32 gr. élimine autant de toxines que 280 gr. de liquide diarrhéique et que 100 litres de sueur. Cette indication s'impose aujourd'hui, et elle est appelée à prendre une place de plus en plus importante, étant donné les doctrines qui régissent la thérapeutique générale des maladies.

La liste est déjà longue des résultats heureux fournis par cette action dépurative de la saignée dans le traitement de l'urémie (Laache, Thompson (1897), Nammack, Krönig, Wilson (1898), Titov (1899) et de l'éclampsie (von Roojen, 1897) ; la chlorose grave, entre les mains de certains auteurs. Dyes, de Hanovre (1887), Wilhemi, de Gustrow, Scholz, de Brême (1891), et Schubert de Ccinerz (1892), semble avoir aussi bénéficié de ce pouvoir antitoxique de la phlébotomie; des effets analogues ont été obtenus dans la cure de *Kakké*, variété de chlorose propre aux pays orientaux, d'après les observations d'Anderson, de Baelz et de Miura, de Tokio (1891). Tout récemment, Toussaint, de Nancy (1899), a pu véritablement juguler ainsi des phénomènes graves d'auto-intoxication consécutifs à un coup de chaleur, et Perrachia a pu dissiper rapidement tous les accidents suraigus provoqués par la pellagre (dont la nature toxique vient d'être, du reste, démontrée par Marie et par Marinesco), chez deux malades qui auraient été inévitablement internés dans un asile. Enfin, la méningite cérébro-spinale suraiguë, avec Ziemssen, Leyden ; la pleurésie et la néphrite aiguë, avec Klug, de Freiheit-Johannisbad (1895), Max Hurwitz, Henoch (1898) ; la fièvre typhoïde, avec Maragliano et Sciolla; les infections puerpérales, avec Barbier (1897), Hubert, Hervieux ; la pneumonie lobaire et fibrineuse, avec Crocq (1891), Benham, Joll, (1898), Drago (1899), Eichhorst (1900), ont également bénéficié des propriétés de la saignée, qui réalise, en somme, le meilleur mode de désintoxication mécanique, dans tous les cas qui expriment un empoisonnement grave du sang.

Il faut reconnaître, toutefois, que, par ce moyen, on ne modifie pas les sources de la toxémie ; après la saignée, la masse du sang ne tarde pas à se reformer à l'aide des liquides qui imbibent les tissus de l'économie ; ceux-ci étant toxiques plus encore peut-être que le sang, il se fait donc, plus ou moins rapidement, une rentrée de liquides toxiques dont le mélange avec la masse sanguine ramène à nouveau les accidents que la saignée avait pour but de combattre. Ces accidents reparaissent d'autant plus vite que l'extraction du sang, loin de favoriser la diurèse (si indispensable à la guérison définitive), a plutôt tendance à la diminuer, par suite de l'abaissement de la pression vasculaire (Barié).

Ainsi que l'a dit Maragliano, la saignée ne doit donc pas être considérée comme une méthode propre à certaines affections, car dans l'état actuel de la Science, aucune maladie n'est curable par la saignée.

Elle doit être et rester seulement la médication d'un symptôme, d'un accident, d'une complication (Huchard), capable de lutter avantageusement, d'une façon rapide, mais non durable, contre les phénomènes graves d'origine mécanique et toxique.

Nous verrons bientôt comment on peut prolonger et souvent même conserver l'amélioration obtenue par l'émission sanguine.

III. *Les Injections salines.*

A côté de la saignée, il est d'autres méthodes qui permettent d'éliminer les poisons en les poussant vers les émonctoires par un véritable lavage de l'économie.

L'emploi des diurétiques, des lavements, des purgatifs et des vomitifs réalise, sans doute, cette indication, mais il existe une méthode beaucoup plus puissante contre les infections et les intoxications organiques : c'est la transfusion intraveineuse ou sous-cutanée d'eau salée, qui depuis longtemps, du reste, est devenue d'une application courante et journalière en chirurgie et en obstétrique, grâce à sa double action énergique sur la tension sanguine et sur l'hémostase.

Toutes les recherches physiologiques faites, à la suite des expériences de Dastre et Loye (1889), sur le lavage du sang, par Chassevant et Got, Delbet, Roger. Sanquirico, dans l'intoxication strychnique ; par Lejars, Schwartz, Bosc et Vedel dans l'intoxication coli-bacillaire ; Enriquez et Hallion, dans l'intoxication diphtérique ; Fubini et Modinos dans l'empoisonnement par l'urine humaine, etc, etc.., n'ont pas encore pu fournir une explication suffisante sur le mode d'action des injections salines dans l'organisme.

La plupart des résultats tendraient même à prouver que le lavage du sang aggrave les phénomènes toxiques et hâte la mort des animaux en expérience. Mais, comme l'a dit M. Lejars, l'infection expérimentale ne reproduit jamais qu'incomplètement les formes cliniques de l'infection que l'on observe chez l'homme, où les conditions de terrain sont tout autres.

En effet, dans la grande majorité des cas cliniques, la transfusion séreuse est suivie d'un ensemble de phénomènes que l'on peut tenir pour à peu près constants, et qui sont de nature à fournir des indications, sinon des données précises, sur son mode d'action.

Le relèvement de la tension sanguine et du pouls, l'abondance de la diurèse, la mise en jeu de tous les émonctoires dépurateurs, la stimulation des éléments anatomiques, l'amélioration rapide et souvent persistante de l'état général, telles sont les principales modifications que l'on observe à la suite des phases réactionnelles, plus ou moins intenses, provoquées par l'injection saline, et qui témoignent de l'action réelle du lavage sur l'organisme infecté.

D'après la plupart des auteurs, ces modifications sont particulièrement dues à la présence du chlorure de sodium dans le liquide injecté. Suivant Maragliano, l'action altérante du sérum sanguin est produite, en effet, par une diminution de la quantité de ce sel, qui, comme l'a dit Bovet, sans être, à proprement parler, un dissolvant des matières toxiques, constitue un modificateur puissant du liquide sanguin. Les toxines étant, selon Manquat, généralement solubles, il s'effectue, sous l'influence du sérum salé, une sorte de mobilisation des poisons intra-sanguins, qui peuvent ainsi être entraînés vers les organes éliminateurs et destructeurs.

En dehors de ce lavage, ou plutôt de ce « lessivage » du sang (Landouzy), l'injection chlorurée-sodique provoque une stimulation fonctionnelle des éléments anatomiques, stimulation qui exalte les moyens de défense de l'organisme.

Pour Claisse, l'eau salée vient réveiller l'activité des leucocytes fixés par l'infection et amène une excitation de la

phagocytose. Garnier et Lambert admettent une augmentation des oxydations, et Lépine pense qu'il se produit une
suractivité des organes hématopoiétiques. Suivant Charrin,
le système nerveux serait aussi favorablement impressionné
et il y aurait une excitation puissante des neurones ; il se
produirait, en outre, par suite des modifications de l'osmose,
des phénomènes de dialyse, et il s'établirait une sorte de filtration organique propre à atténuer la virulence des toxines.
« Or, diminuer les toxines, dit Charrin, c'est concourir à la
lutte vis-à-vis des êtres producteurs de ces toxines. » En s'appuyant sur des données semblables, M. Hayem arrive à assi-
miler l'action de l'eau salée à celle des sérums antitoxiques,
agissant comme eux sur le sang et, par son intermédiaire,
sur tous les éléments anatomiques.

Mais toutes les hypothèses ne sont pas aussi favorables ;
Bolognési, entre autres, se basant sur la physiologie expérimentale, finit par nier la production du lavage du sang.
« On se borne tout simplement, dit-il, à tonifier, à réveiller
le fonctionnement des appareils dépurateurs, et non à opérer
une dilution des poisons intra-sanguins ; on ne fait pas plus
un « lessivage » du sang, pour la simple raison que les toxines
sont la plupart du temps en combinaison avec les cellules
et qu'il ne s'agit pas là d'une simple imprégnation. Il faudrait
entraîner par le lavage l'élément cellulaire lui-même, ou
détruire ces combinaisons, pour pouvoir provoquer l'élimination de ces toxines, qui ne sont point éliminées par les urines. » — En somme, pour Bolognési, comme pour Chassevant, du reste, les injections salines représentent un stimulant et un excitant, mais elles ne sont ni antitoxiques, ni
microbicides.

Quoi qu'il en soit de toutes ces hypothèses plus ou moins
plausibles, il suffit de jeter un coup d'œil sur l'histoire clinique de la transfusion saline pour voir quels sont les résultats que l'on peut obtenir par cette méthode, qui, sans être
capable de triompher de toutes les toxines, de toutes les
virulences, de toutes les infections à toutes les périodes,
s'est montrée souveraine dans quelques cas, utile et inoffensive presque toujours.

Retraçons à grands traits les applications multiples qui en ont été faites.

I. Parmi les *auto-intoxications*, c'est dans l'*urémie* que l'eau salée a été tout d'abord employée: Sahli, de Berne, en rapporte une observation très complète dans son mémoire de 1890. Depuis lors, de nombreux succès ont été relatés un peu partout, par Robinson (1894), Grandin (1896) et Hare (1897), en Amérique ; par Chauffard, Bosc (urémie au cours d'une néphrite aiguë) (1896) et, par Gruet (urémie dans une fièvre typhoïde, 1897), en France ; par Laache, à Christiania ; Poteïenko (urémie post-dysentérique), à Moscou, et Castellino à Rome, en 1898. Enfin, M. Huchard a mis récemment en relief l'influence heureuse du lavage du sang dans la méthode des « trois lavages » qu'il préconise contre l'urémie.

L'*éclampsie* devait tout naturellement trouver sa place à la suite de l'urémie. Ce sont surtout Porak et Bernheim (1894) qui ont montré tout le parti que l'on peut tirer en pareil cas de cette méthode. Ils pratiquaient l'injection hypodermique et à dose élevée: sur quatorze malades, une seule succomba. Les observations publiées par Vinay (1898), Allen, de Coltret (1899), pour ne citer que les plus récentes, sont venues confirmer ces résultats. Toutefois, d'après Bolognési, la pratique du lavage du sang dans l'éclampsie serait déjà abandonnée de nombreux accoucheurs.

A côté de ces intoxications endogènes, se place encore le *coma diabétique*, que Hilton Fagges traita, dès 1874, par l'injection intra-veineuse d'eau salée ; le malade en imminence de mort, sortit de sa torpeur et survécut vingt-quatre heures. — Wolpe, en 1886, et Studelmann, de Heidelberg, en 1887, recommandaient la même pratique ; Minousky relatait un succès et Lépine publiait l'observation d'un diabétique de vingt-quatre ans, comateux, chez lequel trois litres et demi de solution chloruro-bicarbonatée, injectée en deux fois dans les veines, n'amenèrent qu'une amélioration légère, bientôt suivie de mort. — Rosenstein, en 1890, obtint quelques résultats favorables, et Dickinson ne craignit pas d'atteindre, dans un autre cas, la dose considérable de treize litres en deux jours: l'une des injections fut de dix litres, que là

malade parut bien supporter, mais après un mieux de quelques heures, le coma reparut, bientôt terminé par la mort.
— Les observations récentes semblent plus probantes. Signalons deux cas de Lépine (1897-1898), dont l'un a été traité par la voie hypodermique, qui, d'après l'auteur, est plus aisée que l'infusion dans la veine, mais peut amener des complications dangereuses du côté de la peau (phlegmon, gangrène). — Notons aussi les succès de Hesse, Castellino, Zinn, Besson, Chadbourne (1898), dans des cas de coma, où les mouvements respiratoires indiquaient seuls la vie. Dans l'observation de Besson, de Lille, une heure après l'injection, la malade avait repris connaissance. — Dalché a rapporté à la Société de Thérapeutique (novembre 1898) un autre cas de ce genre, guéri par l'emploi de la solution chlorurée-bicarbonatée, et Herzog en a relaté plusieurs autres (1899). — Toutefois Roget et Balvay, de Lyon (janvier 1899), en publiant un succès dû à une infusion d'eau salée simple, expriment l'opinion qu'elle agit aussi bien que la solution recommandée par Lépine. — Burgez (Th. de Lyon, 1899) arrive aux mêmes conclusions et ajoute qu'il faut injecter hâtivement tous les comas francs, et ne pas tenter la méthode au moment même de l'intoxication; on n'obtient la guérison que si les reins sont sains; s'ils sont malades, on constate pourtant une amélioration.

On a également traité par les solutions salines une foule d'affections dans la pathogénie desquelles on a invoqué une intoxication organique : L'*Anémie chronique* (Kortum, 1885); la *Chlorose* (Peillon, 1887 ; Mélis-Schirru, 1899), considérée par ces auteurs comme une auto-intoxication due à l'insuffisance de l'élimination de certains poisons par l'appareil utéro-ovarien. — Gaucher et May (1898), Montagnon (1899) les ont utilisées pour combattre les phénomènes toxiques engendrés par l'*ulcère de l'estomac*. Jorissenne, de Liège (1899), dit que dans les cas de ce genre, tout ce que l'on peut invoquer en faveur du sérum artificiel, c'est que le chlorure de sodium en excès diminue la production d'acide chlorhydrique.

Parmi les *affections du système nerveux*, Grasset a conseillé les solutions salines dans l'*apoplexie* avec hypotension artérielle ; Mairet et Vires les ont essayées dans les *maladies mentales* (1897) ; Chéron et Briche, dans l'*épilepsie*; ces auteurs ont remarqué que cette médication ne diminue point le nombre des attaques, mais aggrave plutôt les manifestations convulsives et les troubles psychiques. — Peillon, en 1887, et Chéron, en 1893, ont relaté des cas de *neurasthénie* guéris par les injections à très petites doses; peut-être dans ces conditions agissent-elles par suggestion (de Fleury, 1893).

Tout récemment Boullé a publié la guérison d'un cas de *manie puerpérale*, survenue après l'accouchement et due, d'après lui, à une auto-intoxication, d'autant plus que les urines étaient rares et albumineuses. Après trois injections intraveineuses, la malade se rétablit promptement en moins de seize jours.

Cullere, chez plusieurs malades atteints de *psychoses aiguës*, avec auto-intoxication, a constaté la prompte disparition des symptômes inquiétants et une amélioration rapide qui se traduit par le rétablissement des sécrétions, des fonctions excrétoires et par la disparition de la sitiophobie. « Le plus souvent, dit-il, l'état mental s'améliore dans une mesure qui reste à déterminer, car nous n'avons pas encore assez d'observations. »

Chauffard (1896) a obtenu un succès dans un cas de *tachycardie paroxystique* ; Dumont a pu ainsi rappeler la diurèse chez un alcoolique offrant des signes graves d'*anurie*, et Lemoine a expérimenté le lavage du sang dans le traitement de *la goutte* (1898).

Le professeur Tommasoli, de Palerme, a conseillé en 1898 les injections hypodermiques de sérum physiologique dans les *brûlures étendues*, pour agir contre la suppression de la respiration cutanée et combattre l'intoxication de l'organisme qui en serait la cause. Azzarello, Besson (1898), Duret (1899), qui ont pratiqué cette méthode dans une série de cas graves, et Patel (1899), qui a pu sauver ainsi un enfant très gravement atteint, en font un traitement de choix dans les brûlures étendues.

Enfin, Tommasoli, puis Callari (1899) viennent de l'essayer dans les *dermatoses*, partant de cette hypothèse que nombre d'affections cutanées sont le résultat d'une auto-infection. Ces auteurs ont obtenu des effets excellents dans la cure du psoriasis, de l'eczéma, ainsi que de quelques affections prurigineuses.

II. Dans *les intoxications exogènes*, sans compter les tentatives qui ont été faites dans le domaine chirurgical, dès 1886, par Roux, dans un cas *d'intoxication iodoformée* (suivi de mort) ; en 1887, 1891 et 1895, par Bobroff, et par Richardson, dans les *accidents chloroformiques*, le lavage du sang, ainsi que l'ont démontré les recherches expérimentales de Sanquirico (1888) et de Moramarco (1892), peut rendre des services, malgré les données quelque peu incertaines que les expériences ont fournies avec la strychnine.

Gordon-Max, en 1894, a utilisé avec succès l'injection salée dans deux cas *d'empoisonnement par l'oxyde de carbone* et dans un cas *d'intoxication par le gaz d'éclairage*.

Brodier, en 1896, a réalisé une véritable résurrection dans une intoxication par l'oxyde de carbone : le malade était dans le coma et l'état fut jugé d'abord si désespérément grave qu'on se refusa à rien tenter. La situation se prolongeant, on pratiqua alors une injection intra-veineuse d'un litre de sérum de Hayem, puis, deux heures après, une seconde ; le malade ne tarda pas à se ranimer, il guérit rapidement.

Citons seulement les résultats analogues qui ont été publiés par Schreiber, par Bergmann et Frœntzel, et le cas très grave de Dalché (1898), rapidement amélioré avec 800 gr. de solution chlorurée sodique, injectée par la voie souscutanée en vingt-quatre heures.

Sahli avait, en 1890, traité de la sorte, sans grand succès, un cas *d'intoxication saturnine* chronique ; mais Borgen, Deléarde et Baude, en 1898, ont obtenu de beaux résultats par l'emploi de l'hypodermoclyse dans la colique saturnine.

Cette méthode a rendu récemment un précieux service à Fiocco, de Padoue, dans un cas *d'intoxication mercurielle*, chez une syphilitique, qui, à la suite d'une injection de 24 centigr. de calomel pour iritis double, fut prise d'hydrargyrisme aigu avec troubles graves du côté de l'intestin, des reins et du cœur. Après une injection hypodermique d'un litre et demi, le pouls se releva, la connaissance se rétablit, les urines devinrent abondantes, l'albumine disparut, la diarrhée s'arrêta et la patiente ne tarda pas à guérir.

Enfin, Delobet vient de signaler un cas *d'empoisonnement par les champignons*, auquel il a appliqué avec profit cette thérapeutique.

III. Dans le groupe complexe des *maladies infectieuses*, le lavage du sang a été également pratiqué avec des fortunes diverses.

C'est d'abord dans le *choléra* que l'on a essayé les solutions salines. Après les tentatives d'Hermann et de Jœniken, au cours de l'épidémie qui sévit à Moscou de 1830 à 1832, Latta, Craigie, Christon, Smith, etc..., à l'étranger; Magendie (1832), Duchaussoy (1855), Colson, Hérard et Oulmont (1868), en France, obtinrent quelques succès.—En 1873, Dujardin-Beaumetz utilisa de nouveau, avec profit, la transfusion séreuse à dose massive dans quinze cas publiés à la Société médicale des Hôpitaux. Puis, pendant l'épidémie de 1884, M. Hayem se livra à une étude approfondie des injections salines dans le choléra et annonça à l'Académie de Médecine vingt-cinq guérisons sur cent cas traités avec le « sérum » qui porte son nom et dont l'usage s'est depuis généralisé. Enfin, les résultats heureux publiés dans la suite par Bouveret, Maragliano, Tibaldi, en 1884, par Ranvier en 1886, par Richardson, dans une forme hémorragique, en 1891, et par Eisenlhor, Galliard, Guttmann, Michael, en 1892, dans des cas très graves, à la période d'algidité, sont venus confirmer la valeur de cette médication, suffisamment connue à cette heure, et qui agit surtout ici en augmentant la tension vasculaire et en hydratant les tissus. Citons encore le nom de Cox, de Shanghaï, qui, dans le but de rendre durables les effets passagers de la transfusion saline, a eu récemment (1899) l'idée de pratiquer l'injection intra-veineuse d'une façon continue, en la prolongeant pendant quatre heures, jusqu'à ce que les symptômes de collapsus se soient entièrement dissipés.

Dès 1882, Darène relatait dans sa thèse l'heureuse influence des injections salines dans la *fièvre typhoïde*. En 1890,

Sahli les expérimentait aussi dans deux autres cas, dont la guérison fut activée par l'injection journalière d'un litre de sérum sous la paroi abdominale.

La plupart des travaux publiés depuis cette époque, sur le lavage du sang dans les infections, renferment de nombreux documents relatifs à la dothiénentérie (1).

Mais parmi les recherches uniquement consacrées à l'étude des injections salines dans cette maladie, il faut mentionner celles de Carrieu, Bosc et Vedel, la thèse de Trémoulet, en 1897, et les travaux de Calmette, de Giglioli et Calvo, de Grocco, en 1899, qui, s'appuyant sur un certain nombre d'observations inédites, ont pu apprécier l'action bienfaisante de la Sérothérapie minima sur l'évolution de l'infection éberthienne, tandis que, d'après ces auteurs, les doses massives seraient plus nuisibles qu'utiles.

Dans la *dysenterie* grave chez l'adulte, l'eau salée à dose massive a donné quelques résultats entre les mains de Sturges (1892), et de Bosc et Vedel (1897) : trois de leurs malades guérirent ; le quatrième était à l'agonie lorsqu'on eut recours à la transfusion séreuse.

Le *typhus exanthématique* a eu également sa part avec Sapelier (1896) : sur douze malades traités par cette méthode, six guérirent. La quantité injectée variait de 300 à 600 grammes.

Villanova a relaté dans sa thèse (1897) quelques succès dans les cas d'*accés pernicieux paludéens*; (il a utilisé l'injection rectale). Pierre Delbet (1896) a obtenu la disparition rapide des accidents dans une *angine infectieuse* grave.

Le professeur Galvani, de Modène, et son assistant Legnani ont, en 1892, essayé les effets de la transfusion saline dans la *pneumonie* grave (pneumonite cruposa). Ce traitement était basé sur l'hypothèse que l'évolution grave dans cette affection est causée par la coagulation du sang dans le cœur, coagulation qui résulterait de l'appauvrissement du liquide sanguin en chlorures ; cet appauvrissement est heureusement combattu par une solution anticoagulante, composée

(1) Voir les thèses de Faitout, Lochelongue (1896). Etable, Liénard, Tantiloff (1897) ; Lépine (1899) ; et les publications de Robin (1891) ; Molla (1893) ; et Lenhartz (1899).

de chlorure de sodium et de bicarbonate de soude, dans les proportions respectives de 0,75 et 0,50 pour cent.

Legnani a obtenu cinq guérisons sur cinq cas ainsi traités; Pellegrini, un cas, un succès ; Monario, quatre sur cinq ; Cesarini, un sur trois; et Morano a publié récemment (1899) deux nouveaux succès chez deux jeunes femmes atteintes de pneumonie infectieuse

Dalché (1897) a relaté une fort intéressante observation *d'endocardite infectieuse*, qu'il parvint à guérir, grâce à cinq injections intra-veineuses d'un litre, en cinq jours consécutifs. — Dans un autre cas, le mauvais état du cœur ne sembla pas se prêter à l'application du lavage, le malade mourut.

Rendu (1899) a également préconisé l'emploi du sérum de Hayem contre les endocardites ulcéreuses qui suivent les pneumonies infectieuses.

On a proposé les solutions salines dans les pyrexies contagieuses : *Erysipèle* (Delbet, 1896), *rougeole*, *scarlatine* (Roger, Lochelongue); elles ont rendu des services dans les formes graves et surtout hémorragiques comme stimulant au même titre que la balnéothérapie.

Notons aussi *l'ictère grave*, dont la marche a pu être enrayée avec ce traitement par Fourmeaux (1896) et Valence (1899) ; et certains états infectieux à forme typhoïde, de nature indéterminée, véritablement sauvés par le sérum artificiel (Obs. de Balvay, 1899). Sans parler des recherches qui ont été faites par Sirot, Caleville, Hutinel et Combemale, dans le but de dévoiler le diagnostic précoce de la *tuberculose pulmonaire*, les injections salines ont été pratiquées dans la *granulie*, par erreur de diagnostic, et on a pu ainsi maintenir la lutte plus longtemps. Fraikin et Buard (1897), Fonseca, Morard (thèse 1899) paraissent avoir réalisé des résultats satisfaisants dans le traitement des formes chroniques de cette terrible affection par la minéralisation au moyen des injections salines sous-cutanées à petite dose.

La *syphilis*, elle-même, entre les mains d'Augagneur (1899), a pu être modifiée dans sa forme maligne, par des injections de sérum de Hayem, répétées tous les cinq ou six jours, à la dose de 4 à 500 grammes, chez deux malades arrivés au tertiarisme, que le mercure en frictions et l'iodure de potassium n'avaient pu améliorer (D'après Augagneur, plus la réaction fébrile est forte après l'injection, plus la diurèse est abondante et plus les effets thérapeuthiques seront énergiques).

Dans le groupe des *maladies infantiles*, des résultats excellents ont été obtenus avec des doses faibles (30 à 50 grammes) dans le *choléra des enfants* : Weiss (1888) ; Dotezac, Durodié (1897). Dans *l'infection intestinale des nourrissons* : Demiéville (1892), Thiercelin (1894), Picot, Barbier et Deroyer (1896), Loviot (1898). — M. Hutinel a bien montré tous les services que l'on peut attendre de la méthode dans les *gastro-entérites des petits enfants*. « Les injections massives, dit-il, ne sont à recommander que si la prostration est extrême ; faites à des enfants fiévreux et agités, elles augmentent souvent l'excitation » (1899). Ajoutons que M. Hutinel les a utilisées aussi chez les enfants tuberculeux (1895).

Dans *l'athrepsie des nouveau-nés*, Marais (1893), Verger (1897), Soncini (1899), Queirel et Mlle Mouren, de Marseille (1898), Rumpelmayer (1900), ont pu sauver ainsi un certain nombre d'enfants nés avant terme, ou présentant une débilité congénitale très marquée (La voie intestinale a été le plus souvent utilisée par ces trois derniers auteurs).

Dans la *broncho-pneumonie infantile*, Houël de Marle a guéri par l'hypodermoclyse un enfant de six mois, et Lemaire (1898), dans le service du Dr Ausset, de Lille, a pu réunir onze cas suivis de guérison (La dose quotidienne était de 200 c.c., à 37°).

Enfin, la thèse de Delmas-Marsalet (Bordeaux, 1899) et celle de Ramés (Toulouse, 1899), contiennent une série de résultats heureux, obtenus dans les affections infantiles les plus diverses par la médication salée.

Signalons encore, bien qu'elles soient un peu en dehors de notre cadre par leur pathogénie, les *infections puerpérales* contre lesquelles le lavage du sang a eu sa part de succès, à en juger par les observations de Bosc, Michaux, Schwartz, Simon, Pinard et Walich, en 1896 ; celles de Clark, Mangin et Raynaud, en 1897 ; et celles de Clisson et d'Ostermayer, en

1899. Citons également l'essai malheureux de Reclus (1896), dans un cas de *rage confirmée* ; le succès de Lejars, dans une *infection staphylococcique* généralisée ; les améliorations temporaires constatées par Tuffier dans deux cas d'*infection rénale suppurée* ; les guérisons publiées par Delbet, Bovet et Huchard (1897) dans la *pyélo-néphrite infectieuse* ; et par Desnos (1898), dans les *infections urinaires*.

On sait, enfin, que le sérum salé a été associé à d'autres composés et a donné des résultats : Chéron et Mauranger (1898), en le combinant avec le bichlorure de mercure, ont noté, paraît-il, des succès, bien que Morel-Lavallée (1899) ait constaté dans ses tentatives, que le liquide introduit très douloureusement sous la peau, formait encore six mois après l'injection, des nodosités non résorbables. D'autre part, Lancereaux a montré, le premier, les bons effets des injections sous-cutanées d'une solution de gélatine salée dans le traitement des anévrysmes, et tout récemment, un de nos Maîtres M. Boy-Teissier (déc. 1899), vient de signaler les succès qu'il a enregistrés dans la variole hémorragique.

Comme on peut en juger par cette rapide vue d'ensemble, les injections salines ont été appliquées, pendant ces dernières années, dans les affections médicales les plus disparates ; il semble même qu'on en ait fait un véritable abus ; aussi, comme l'a dit avec esprit Bolognési, pourrait-on presque répéter, en changeant un peu ce vers bien connu de Boileau : « Aimez-vous l'eau salée ? On en a mis partout ».

Au milieu de tant de résultats concluants, il existe pourtant quelques observations (Chauffard, Widal, Dalché), où l'emploi du lavage du sang a été inutile, sinon funeste ; la plupart des auteurs formulent, du reste, quelques véritables contre indications à la méthode (2).

« Les résultats du lavage du sang, dit Tuffier, sont peu

(2) D'après M. Wesley Bovee (*Amer. J. Obst.*, N. York, janvier 1899, page 16-25), « l'emploi de la solution saline normale, surtout à doses massives, serait dangereux dans des dispositions sanguines telles que: hémophilie dyscrasie, insuffisance fibrineuse ; dans certains états de l'appareil circulatoire : myocardite, péricardite, artério-sclérose, dégénération cardiaque, lésions valvulaires malignes, thromboses, apoplexie cérébrale récente, dans les inflammations chroniques rénales, sclérotiques et tuberculeuses, et dans les affections chroniques du foie et des poumons, surtout quand elles sont de nature maligne ».

utiles ou plutôt nuisibles, si les reins ne sont pas intacts. »
« Il est nécessaire, dit Dastre, que le rein soit intact, afin que
ce qui entre puisse sortir. » Et Pozzi ajoute : « La dégénérescence du rein antérieurement constatée (néphrite parenchymateuse, interstitielle, suppurée, altération amyloïde) ne
laisse que peu de prise à l'action des injections de sérum
artificiel ».Claisse et Charrin conseillent, dans les infections,
de toujours surveiller l'état des reins, du cœur et des poumons ; « dans les cas d'œdème cardiaque, il vaudra mieux
s'abstenir ».

Carrieu insiste surtout sur l'état du myocarde auquel il
faut se garder d'imposer un surcroît de travail lorsque les
lésions sont assez profondes pour empêcher cet organe de
résister à l'élévation, même momentanée, de la tension artérielle après l'injection.

Bien plus, M. Lépine arrive à dire que lorsque le système
veineux central a déjà éprouvé les effets du toxique, il y a
peu à espérer du lavage du sang ; il se peut à la rigueur,
qu'il se fasse une élimination d'eau, sans élimination corres-
pondante de substances toxiques. C'est, du reste, ce qu'ont
démontré les expériences de Chassevant avec la strychnine,
qui, malgré le lavage du sang, n'apparaît point dans l'urine
des animaux, bien que le rein paraisse fonctionner normale-
ment.

D'après ce qui précède, il s'ensuivrait que chez beaucoup
de toxémiques, le lavage du sang peut être inefficace, s'il
ne devient pas nuisible ; ce dernier inconvénient disparaît,
pour ainsi dire, par l'emploi de la voie hypodermique et des
doses faibles et fractionnées, qui, n'offrant plus les dangers,
inhérents à la transfusion intra-veineuse et aux doses massives, semblent douées d'une efficacité aussi précieuse dans
tous les états de déchéance organique.

C'est ainsi que dans son remarquable ouvrage sur « les
sérothérapies », M. Landouzy a pu dire : « Avec la transfusion, vous ne sauverez pas tous vos infectés; la sérothérapie
leur sera toujours applicable ; c'est, à mon sens, la meilleure
médication stimulante, au sens fonctionnel du mot ; au cas
où les malades ne lui devront pas la guérison, ils lui devront
tout au moins l'amélioration et une certaine survie ».

Mais, dans les cas les plus graves, où le lavage du sang peut demeurer sans effet, il est possible d'obtenir, comme nous allons le voir, des résultats favorables, plus rapides et plus durables, en associant l'injection saline à la saignée.

IV. *La Saignée-transfusion*.

Nous avons vu, en exposant les indications principales, qu'il importe de réaliser au cours des toxémies et des infections graves, que l'on doit s'efforcer d'éliminer la plus grande partie possible de poison, tout en neutralisant les matières toxiques qui restent dans le sang, en facilitant leur élimination par les émonctoires ordinaires et en aidant l'organisme à lutter contre elles.

La saignée, en diminuant les symptômes d'intoxication d'une façon immédiate, répond pleinement à la première indication, mais ses effets ne sont que temporaires. Car même en admettant que la soustraction d'un certain nombre de ses éléments de lutte ne soit point nuisible à l'économie (puisque après la saignée il se produit une réparation rapide des éléments du sang — hyperleucocytose ; Morel, Hoche), la source de la toxémie restant intacte, la masse sanguine va se reformer forcément à l'aide des liquides toxiques qui imbibent les tissus de l'organisme, et les accidents que l'on croyait enrayés, ne tarderont pas à reparaître.

Tous ces inconvénients seront évités en pratiquant, aussitôt après la phlébotomie, une injection saline qui remet du liquide dans les vaisseaux, excite le cœur, remonte la tension (expérience de Sciolla, 1892) et ranime l'hématose. Sous l'influence du chlorure de sodium, non seulement la régénération du sang s'effectue très rapidement, mais les hématies deviennent plus résistantes (Mayet) et les fonctions hémoglobiques plus actives (Ott et Castellino, 1892). Enfin, sans insister de nouveau sur les réactions multiples qu'elle détermine dans l'organisme, la transfusion saline, par son action diurétique et neutralisante sur les substances toxiques en circulation dans le sang, vient créer des conditions nouvelles du côté des émonctoires et des tissus, et favorise ainsi le relèvement de la nutrition générale. « N'est-ce pas là, dit Bosc,

tout ce que nous avions demandé à un traitement rationnel
d'une intoxication générale ?... »

Bien que nous ayons trouvé, en parcourant la littérature,
la relation d'un cas très grave d'empoisonnement par la
benzine, véritablement sauvé par l'emploi combiné de la
saignée et du sérum artificiel (Werner, *Berlin. klin. Woch.*,
28 janvier 1884), on peut dire que c'est Bosc, de Montpellier,
qui le premier, en 1893, a vulgarisé la méthode de la saignée-
transfusion, consistant « en une saignée suivie immédiatement d'une injection d'eau salée chaude ».

Il l'a utilisée, d'abord, dans dix cas graves de choléra :
quatre fois la guérison a été due entièrement à cette méthode ;
chez les autres malades, à la période agonique au moment
de l'intervention, la vie a été tout au moins prolongée de cinq
à douze heures, du fait de ce traitement.

Puis, dans un cas de pneumonie double avec œdème, chez
une femme débile, de soixante-cinq ans, également à la période
agonique, une saignée de 120 gr., suivie de plusieurs injections sous-cutanées de 600 gr., ont produit des améliorations
successives très marquées et de longue durée, qui ont permis à la malade de vivre encore pendant cinq jours.

S'appuyant sur ses recherches cliniques, Bosc a pu dire
en 1896, que la saignée-transfusion peut, par elle-même,
rendre les plus grands services dans les cas d'infections graves et même absolument désespérés, et qu'elle en rend de
bien plus grands encore, lorsqu'on n'attend pas au dernier
moment pour l'appliquer.

Dans ces différentes observations, la saignée a toujours
été modérée (150 à 400 gr., et l'injection, intra veineuse ou
sous-cutanée, massive, variant de 600 à 2.500 gr.). « Dans
quelques cas, dit Bosc, une injection après saignée a contribué
au succès de la méthode ».

Jusqu'à la fin de 1895, aucun autre cas n'avait été publié ;
mais à cette époque, M. Terrier, en proposant d'associer la
saignée à l'injection massive dans le traitement de la septi-
cémie opératoire, Delbet (février 1896), en déclarant, à propos de l'hypodermoclyse, que l'absorption par le tissu cellulaire n'est très rapide que si la masse du sang est diminuée,
et que le lavage n'augmente la pression sanguine que si

celle-ci a été préalablement abaissée, ont de nouveau attiré l'attention sur cette méthode. A partir de ce moment, les observations se multiplient. Le 27 mars 1896, Rendu et Bodin rapportent à la Société médicale des Hôpitaux un cas d'aphasie urémique, avec adynamie profonde, œdème pulmonaire, dyspnée, oligurie, etc...., amélioré à la suite d'une saignée de 250 gr. et d'une injection de 40 gr. On dut toutefois répéter l'injection pendant plusieurs jours, pour obtenir la disparition complète de la dyspnée et le retour de la diurèse; la cause en est sans doute à la faible quantité de liquide injecté.

Le 16 mai 1896, Tuffier publie à la Société de Biologie les résultats obtenus par la saignée-transfusion dans trois cas de tétanos; le premier malade, au troisième jour des accidents, fut amélioré après une saignée de 300 gr., suivie d'une injection saline de 1200 gr. Le retour des contractures nécessita, deux jours après, une nouvelle intervention, qui amena rapidement la guérison. Chez un autre tétanique, deux saignées de 700 gr., accompagnées de 900 et 1400 gr. d'eau salée, triomphèrent aussi d'une infection généralisée.

Dans un troisième cas, à forme suraiguë, le malade, mourant au moment de l'injection, succomba quelques heures après.

En juin 1896, Bassi, de Modène, annonça la guérison de cinq pneumonies graves, sur six cas traités par la saignée et les injections sous-cutanées de sérum artificiel. Presque en même temps, Pecker relate un autre succès dû, chez un pneumonique, à l'injection saline et à la saignée précoce. Au Congrès de Genève (septembre 1896), Charpentier communique les résultats heureux qu'il a réalisés par ce traitement dans l'éclampsie.

Enfin, Richardière résume dans un mémoire (5 décembre 1896) deux cas très concluants d'urémie dyspnéique guéris par la saignée (400 gr.) suivie d'injections massives (800 gr.). Depuis lors, la méthode a donné des succès dans la cure des affections les plus disparates.

Dans le groupe des urémies, signalons seulement les observations probantes de Van Rensselear, de New-York; de Bauby et de Maurel, de Toulouse, en 1897 (cet auteur a utilisé la voie stomacale après la saignée, pour réaliser le lavage du sang); celle de David, en 1899 (succès partiel dans un cas d'urémie par intoxication cantharidienne). Bayer a récemment publié plusieurs cas d'éclampsie guéris par la saignée précoce et la transfusion saline.

Dans l'encéphalopathie saturnine grave, la méthode a trouvé aussi sa place, entre les mains de Desplats, de Lille, (1896) et de Goidin (1899), d'après lequel la guérison est la règle dans les cas aigus, et même dans les cas chroniques, où l'action de cette thérapeutique agit sûrement, mais fort lentement. Après Brodier, Vienne et Trouchaud (1897), Oliver (1898) et Dalché (1899) ont préconisé ce traitement dans l'intoxication par l'oxyde de carbone; Maragliano, dans la toxémie diplococcique (1) et Caillaud (1899), dans un cas de tétanos grave, ont publié des succès.

Enfin, le professeur Marcio-Néry, de Rio Janeiro (avril 1899), qui a tenté la méthode dans dix-sept cas de béri-béri à forme suraiguö, a obtenu onze guérisons complètes. « Les médications ordinaires, dit-il, furent d'abord employées sans résultat et les malades mouraient du deuxième au troisième jour tant la forme était foudroyante. » Après l'application de la saignée-transfusion, tous les phénomènes a   délire, dyspnée, tachycardie, œdème, etc., ne tard   lisparaître complètement; il ne restait que les tr   érents à la paralysie périphérique (myalgie des   miens, engourdissement des membres inférieurs avec abolition du réflexe patellaire et de la sensibilité, marche en steppage, etc.), dont l'électricité galvanique avait rapidement raison.

Ajoutons que ces cures rapides par le lavage du sang, chez des malades très gravement compromis, viennent éclairer la pathogénie de cette affection et semblent prouver que l'agent microbien du béri-béri agit, non pas directement sur le système nerveux périphérique (Lacerda), mais plutôt par l'intermédiaire des toxines qu'il sécrète (Costa, Coelho, Néry), et qui pénétrant dans le torrent circulatoire, encombrent l'organisme et exercent leur action stupéfiante et

(1) Panes (de Naples) (*Congrès de Turin*, 8 octobre 1898) a obtenu des résultats analogues par la saignée-transfusion, chez les lapins ayant, au préalable, reçu la dose mortelle minima de culture pneumococcique.

paralysante sur les nerfs et les centres nerveux. Signalons encore les résultats heureux obtenus récemment avec cette méthode par un de nos collègues, dans le traitement des varioles graves (Ponthieu, th. Lyon 1900).

Saignée Rectifiée. — Nous avons omis, avec intention, au cours de cet exposé, le nom de M. Barré, qui, dans une communication à la Société de Thérapeutique, a fait connaître, le 27 mai 1896, une méthode un peu différente de celle proposée par Bosc, avec laquelle, d'après notre expérience personnelle, on ne doit point la confondre entièrement. La saignée-transfusion consiste, avons-nous dit, en une saignée modérée, suivie immédiatement d'une injection saline, à dose massive ; l'injection est, en somme, la base du traitement. Dans la saignée rectifiée, ou « désintoxication du sang », ainsi que Barré désigne son procédé, la saignée est abondante; de plus, elle est simultanée et égale à l'injection salée. « Celle-ci n'est employée qu'à titre de correctif des inconvénients de l'émission sanguine.

Dans différents mémoires (1896-97-98), Barré a fait observer que, tandis que la saignée-transfusion est presque toujours suivie d'une réaction intense, avec élévation parfois considérable de la température, frisson, selles ou vomissements abondants et répétés, ces phénomènes se montrent très rarement à la suite de la saignée rectifiée, après laquelle « tout se passe doucement, physiologiquement pour ainsi dire ». En outre, grâce à la simultanéité et à l'égalité entre le liquide injecté et la soustraction de sang, la masse sanguine contenue dans les vaisseaux ne varie pas en quantité, et par là même, aucun trouble circulatoire sérieux ne peut être provoqué. On sait en effet, combien peuvent devenir rapidement dangereux ces troubles consécutifs à la diminution, même modérée, de la masse du liquide sanguin, chez la plupart des malades atteints de fièvre infectieuse ou d'intoxications graves. Or dans la saignée-transfusion, ces changements de pression sont très accentués, car, à la diminution de la masse sanguine succède une hypertension considérable sous l'influence de l'injection massive de sérum artificiel.

On conçoit donc que, dans certains cas, il puisse arriver des accidents funestes de cœur forcé, comme dans l'observation de Dalché (1897). Il s'agissait d'une anurie absolue, chez une femme âgée, atteinte de néphrite interstitielle avec myocardite ; la saignée-transfusion provoqua des accidents urémiques qui, après une accalmie passagère, se terminèrent par la mort. D'après Barré, ces inconvénients ne peuvent exister par l'emploi de sa méthode. Il a signalé, à l'appui de sa thèse, onze observations, toutes prises sur des malades en danger prochain de mort. Abstraction faite d'un cas de coma diabétique, où l'amélioration ne fut que transitoire, dans trois cas d'urémie aiguë (dont un avec saignée de 1000 gr.) chez une éclamptique, deux asystoliques, dans un cas de rhumatisme cérébral, un cas d'hépatite infectieuse et deux pneumonies très-graves, il a obtenu non seulement la cessation rapide des accidents toxémiques, mais encore la non reproduction de ces accidents, et les malades sont entrés bientôt en convalescence. M. Hayem, dans un rapport fait à l'Académie de Médecine (1897) sur ces observations, a conclu que « s'il y avait toxémie, il faut que celle-ci ait été atteinte non seulement dans son intensité, mais dans sa source même. Quelques nouvelles applications de la saignée rectifiée ont été publiées par Turbur, de Bucarest (1896), dans un cas de pneumonie guérie par l'emploi simultané de ventouses scarifiées et d'injections hypodermiques répétées chaque jour ; par Tison (1897) et par Knowlton (1899), dans deux cas d'urémie aiguë.

On voit donc que la combinaison de la saignée et de la transfusion saline (qu'il s'agisse de la méthode de Bosc ou de celle de Barré), peut rendre des services dans les cas les plus graves, et semble appelée à prendre rang parmi les procédés thérapeutiques les plus puissants. M. Legendre (1897) l'a préconisée dans le traitement des urémies ; M. Landouzy l'a recommandée dans tous les cas où l'insuffisance cardio-rénale est manifeste: « l'organisme, dit-il, a tout à gagner à ce qu'une première dépuration ayant été faite par la saignée, la transfusion séreuse vienne apporter au rein la *vis a tergo* qui lui faisait défaut » (*Sérothérapies*, 1898). On la trouve

enfin vaguement mentionnée dans la plupart des travaux
publiés récemment sur la thérapeutique des intoxications et
des infections générales, mais les observations probantes
sont encore peu nombreuses, et les indications de cette
méthode demandent à être précisées. Ce sont ces indications
sur lesquelles nous insisterons particulièrement, après
avoir exposé les résultats thérapeutiques que nous avons
obtenus dans les états pathologiques les plus différents, par
l'emploi isolé ou combiné de la saignée et des injections
salines.

Deuxième Partie.

Étude clinique.

Avant d'aborder l'étude clinique et analytique de nos observations, il nous paraît utile de donner quelques indications
sur la technique que nous avons adoptée pour l'application
de cette méthode thérapeutique.

Technique. — Nous avons employé dans un grand nombre de cas la solution de Hayem (Nacl 5 gr., sulfate de
soude 10 gr., eau distillée 1000 gr.) et plus souvent encore,
la solution simple d'eau salée stérilisée, à 7 pour 1000, qui
est la meilleure, d'après Dastre, Mayet, Delbet, Bosc et Vedel
etc..., car elle ne modifie ni la pression osmotique du
plasma sanguin, ni celle des globules, et n'entraîne pas la
diffusion de la matière colorante.

Laissant de côté le terrain des théories et des explications
physiologiques encore à l'étude (isotonie ou anisotonie des
solutions minérales ; Vaquez et Bousquet, Charrin et Levaditi, 1899), sur lequel nous serions mal à l'aise, disons seulement que nous n'avons observé, au point de vue clinique,
aucune différence entre les effets de ces deux solutions et
que, d'après les quelques recherches hématologiques que
nous avons faites, les craintes formulées par Mayet, à l'égard
du liquide de Hayem, nous paraissent peu justifiées.

Nous nous sommes toujours servi systématiquement,
même dans les cas les plus graves, des injections sous-

cutanées, qui, à l'heure actuelle, sont, du reste, les plus fréquemment employées. Il est, en effet, démontré que les voies de l'absorption hypodermique, parmi lesquelles le système lymphatique joue un rôle plus important qu'on ne croyait (Exp. de Pagano, 1894), sont capables de lancer rapidement dans l'économie les substances qui parviennent dans le tissu cellulaire sous-cutané. La preuve en est dans la rapidité avec laquelle se résorbent, d'ordinaire, les boules d'œdème produites par le liquide injecté. Au bout d'une heure environ elles ont presque toujours été dissipées. Il est pourtant des cas (affections rénales et cardiaques) où cette absorption au sein des tissus a été retardée, sans jamais persister huit ou dix jours, comme semblent le prouver les recherches de Reichel (1).

Sans insister sur le manuel opératoire que chacun connaît, disons simplement que l'injection, dont la dose a varié entre 100 et 900 gr. selon les cas, a toujours été faite aseptiquement, soit avec un transfuseur, soit avec une seringue de Roux, dans la paroi abdominale, dans la fesse, la cuisse ou la région axillaire, à la température de 39° ; dans quelques cas pressés, l'eau salée a été injectée froide, et cela sans aucun inconvénient pour le malade.

Quant à la douleur de la piqûre, elle a toujours été minime, de même que la distension de la peau n'a provoqué, même avec des doses massives, que des malaises très supportables. Nous n'avons jamais observé d'infection locale, ni d'abcès; toutefois, chez trois malades — un urémique et deux pneumoniques —, chaque injection était suivie de l'apparition d'un érythème assez étendu, qui disparaissait, du reste, rapidement sous l'influence d'un pansement humide.

Ajoutons que la voie rectale a été également utilisée, soit pour suppléer aux injections hypodermiques, dans les rares cas où celles-ci ne pouvaient être tolérées, soit pour augmenter la quantité de liquide salin absorbé, soit encore dans le but d'agir directement sur l'intestin malade. Ces lavements ont toujours été donnés froids.

Lorsque la saignée a été associée à la transfusion saline,

____
(1) Reichel. *Centralbl. f. inn. Med.*, 15 octobre 1898.

elle a varié, suivant les cas, entre 150 et 600 gr. ; nous l'avons presque toujours pratiquée au pli du coude, quelquefois à la saphène interne.

Chez beaucoup de toxémiques, elle a précédé immédiatement l'injection saline, dont la dose a toujours été supérieure à la soustraction sanguine. Dans les cas avec adynamie et hypotension profondes, la phlébotomie et l'injection ont été faites simultanément et à doses égales. — La méthode cutanée (ventouses scarifiées, injection sous-cutanée) a été quelquefois utilisée ; dans quelques cas où l'affaissement était extrême, une petite injection salée (100 cc.), faite au préalable, a contribué au succès de la méthode.

D'une façon générale, toutes les observations que nous allons succinctement rapporter, reconnaissent deux facteurs pathologiques importants : une intoxication, une toxi-infection.

Nous diviserons donc en trois groupes l'étude clinique et analytique de ces observations, suivant que la maladie était le résultat soit de poisons endogènes ayant pris naissance dans l'économie : Auto-intoxications ; soit de poisons exogènes, pénétrant tout formés dans l'organisme : Intoxications ; ou engendrés par des éléments bactériens : Infection.

Premier groupe (*Auto-Intoxications*).

Sur les 27 cas que nous avons observés dans cette catégorie de faits, neuf se rapportent à des malades offrant tout le cortège symptomatique des cardiopathies artérielles, ou de la cardio-sclérose à une période avancée.

Entrés à l'hôpital en asystolie, à côté des phénomènes mécaniques les plus graves (stase hépatique, cérébrale, pulmonaire et rénale, tendance au collapsus, angoisse cardio-aortique, etc...), dus à l'insuffisance myocardique, tous ces malades présentaient des symptômes urémiques manifestes (anasarque, albumine, oligurie ou anurie), dus à l'association de la toxémie, et réalisaient ainsi le type, décrit par M. Huchard, de la *toxi-asystolie*.

Chez quatre malades (Observations I, II, III, IV), en imminence d'asphyxie, la soustraction de 400 gr. de sang et de ses toxines a permis d'éviter les dangers immédiats de l'intoxication ; il a fallu, toutefois, répéter la saignée à bref délai et à plusieurs reprises; dans les cas heureux (Obs. I, IV), l'amélioration s'est produite lentement, la diurèse est restée peu abondante et la tension sanguine très faible. Dans les cas à issue fatale, l'un des malades (Obs. II), après avoir bénéficié passagèrement de la phlébotomie, est retombé, au bout de dix jours, dans le coma asphyxique, contre lequel une troisième émission sanguine est demeurée sans effet. — Un autre asystolique (Obs. IV), après avoir échappé à une mort certaine, grâce à deux saignées successives, a fini par succomber, à la suite d'une nouvelle poussée toxémique, qu'une troisième intervention n'a plus pu enrayer.

Dans les cinq autres cas de ce genre, nous avons associé l'injection hypodermique de sérum artificiel à l'émission sanguine. Par leur emploi *simultané* et à *doses égales* (400 à 600 gr.), nous avons obtenu une véritable résurrection chez trois artério-scléreux arrivés dans un état absolument désespéré (Obs. V, VI, VII).

L'un d'eux, notamment, D. Germain, âgé de 82 ans, fut amené mourant dans le service de M. le Prof. Villard (Salle Ducros, n° 13, le 15 Déc. 1897). Ses extrémités étaient glacées, son pouls imperceptible; les mouvements respiratoires, rapides et désordonnés (R., 72), indiquaient, pour ainsi dire seuls la vie. En présence d'une adynamie et d'une hypotension aussi profondes, nous n'osâmes pas ouvrir la veine; aussi instillâmes-nous une injection hypodermique de 500 c. c. d'eau salée à 39°, pendant que huit ventouses scarifiées, appliquées sur le thorax et sur les flancs œdématiés, parvenaient à soustraire, en moins de 20 minutes, plus de 400 gr. d'un sang noirâtre, épais et asphyxique.

Dès la fin de l'opération, le pouls se sentait plus facilement, la dyspnée diminuait (R., 60), le malade ouvrait les paupières, son intelligence semblait s'éveiller; il put rejeter quelques-unes des mucosités qui encombraient sa trachée. Il demeura somnolent pendant près de deux heures, au bout desquelles une miction se produisit (urines très troubles, 300 c. cubes ; D., 1016 ; urée, 13 gr. ; alb., 0.75). Des sueurs abondantes survinrent dans la soirée, en même temps que la température s'élevait à 37°8; sous l'influence d'un purgatif énergique, une débâcle intestinale eut lieu le lendemain, après quoi l'état général ne cessa de s'améliorer les jours suivants, pendant lesquels on injecta, chaque soir, 200 c. c. de sérum salé, tout en utilisant les diverses médications toniques, stimulantes et diurétiques. Au bout de quatre jours, la tension artérielle avait regagné les environs de 16, après s'être trouvée à 11 le lendemain de son entrée. A ce moment la diurèse était complètement rétablie (urines plus claires, 1200 à 1800 gr.; D. 1017; chlorures, 6 gr.; urée, 15.25; alb., traces), et le malade ne conservait que ses lésions d'emphysème, de myocardite et de sclérose, qui lui permirent de demander son exeat le 5 février 1898.

Chez deux autres malades également en asystolie grave, (avec arythmie cardiaque, dyspnée, hypertension artérielle (20-22), anasarque et oligurie, sans albumine), nous avons pratiqué d'abord une saignée de 300 gr., suivie d'une injection saline sous-cutanée de 500 gr., faite en deux fois, à trois heures d'intervalle. Dans les deux cas, la saignée-transfusion a provoqué une amélioration rapide, analogue à celle que nous venons de relater, mais accompagnée de phénomènes réactionnels un peu plus intenses (légers frissons, quelques vomissements, élévation de température plus marquée : 38°2 chez l'un, 38°7 chez l'autre). Dans l'Observation VIII, cette amélioration ne persista que trois jours ; une nouvelle saignée-transfusion (saignée 250 gr. + injection 400 gr.) a été nécessaire qui, après avoir entraîné une augmentation passagère de l'anasarque, sans albumine, a rendu promptement définitive l'amélioration des symptômes organiques et généraux.

Dans l'Observation IX, une seule intervention (saignée 350 gr. + injection 400 gr.) a suffi pour diminuer la congestion pulmonaire, l'hydrothorax double et tous les accidents inquiétants ; mais onze jours après, en descendant sur le vase, le malade est mort subitement.—A l'autopsie, nous avons pu constater la sclérose du myocarde, du foie et des reins, ainsi qu'une véritable cachexie artérielle.

Les autres observations de ce groupe se rapportent à 15 cas *d'urémie* proprement dite, à forme grave. La plupart de ces malades étaient des brightiques, avec bruit de galop, albuminurie, œdèmes plus ou moins généralisés, présentant tous des signes d'une insuffisance rénale et hépatique manifeste, cliniquement décelée par l'élimination retardée et prolongée, ou polycyclique du bleu de méthylène, et par l'épreuve positive de la glycosurie alimentaire (1).

Neuf d'entre eux réalisaient le type de l'urémie dyspnéique, depuis la simple oppression (Obs. XIII, XVI, XVIII) jusqu'à la dyspnée continue la plus considérable (Obs. XII, XVII, XIX); deux fois le rythme de Cheyne-Stokes a été noté ; et trois fois l'œdème aigu broncho-pulmonaire (XX, XIX).

Chez deux de ces malades (Obs. XVII, XVIII), une saignée de 3 à 400 gr., en entraînant une notable quantité de poison urémique et en diminuant la tension artérielle, a facilité la résorption des œdèmes viscéraux et a suffi pour produire une amélioration rapide, mais temporaire, qui n'a été rendue persistante que par la répétition de l'émission sanguine à bref délai. En outre, ici encore, la diurèse a été peu favorisée, même avec l'emploi des médications appropriées (digitale, caféine, théobromine, etc...). Dans un cas (Obs. XX), l'anurie et l'œdème du poumon n'ont subi aucune modification favorable, malgré deux saignées répétées coup sur coup, et la mort est survenue en 48 heures, par l'aggravation toujours croissante des accidents mécaniques et toxémiques.

Dans deux autres cas (Obs. XII, XIX), l'issue fatale a été certainement enrayée, à deux reprises, par l'emploi de la saignée suivie de l'hypodermoclyse ; toutefois la mort est survenue peu de temps après, d'une façon inattendue, à la suite d'une embolie ayant déterminé, dans un cas, un infarctus pulmonaire considérable.

Au contraire, l'emploi simultané et à doses égales de la saignée et de l'injection saline nous a permis d'obtenir la disparition rapide et définitive de la crise urémique dans quatre cas véritablement désespérés, en particulier chez deux malades atteints d'œdème suraigu du poumon.

(1) La plupart de ces résultats sont relatés dans deux articles publiés récemment avec notre ami D. Olmer, interne des hôp., in *Marseille Médical*, 1er octobre et 1er novembre 1899.

Quatre fois le type de l'urémie cérébrale s'est présenté à notre expérimentation.

Les Observations XIV et XV ont trait à des formes convulsives, avec céphalalgie, vertiges, étourdissements visuels et auditifs, anurie presque absolue, albuminurie abondante : 3 et 5 gr. — L'un de ces sujets offrait, à son entrée dans le service, des mouvements spasmodiques simulant une véritable attaque d'épilepsie, et l'autre eut, peu après son arrivée, un ictus apoplectiforme qui le laissa dans un état semicomateux.

Chez ces deux malades, une saignée copieuse (400 gr.) a été faite, en même temps qu'une dose égale de sérum artificiel a été injectée sous la peau. Sans entrer dans aucun détail, disons simplement que les résultats immédiats ont été surprenants. Pendant 3 ou 4 heures, l'amélioration sembla minime, on ne nota aucun phénomène réactionnel intense, ni frisson, ni élévation marquée de la température ; mais vers la 5ᵉ heure, les urines ont commencé à apparaître et se sont répétées durant toute la nuit, tandis qu'une transpiration et une diarrhée abondantes ont achevé la désintoxication de l'organisme.

La quantité d'albumine, après une augmentation légère pendant deux ou trois jours (5 et 8 gr.), a diminué les jours suivants et la diurèse a oscillé entre 1,800 et 2,500 gr., si bien qu'en moins de huit jours ces malades n'ont plus présenté que les signes de leur néphrite chronique, qui s'est assez vite améliorée sous l'influence d'un traitement approprié.

Dans les deux autres cas d'urémie cérébrale, nous avions affaire à la forme comateuse la plus complète : l'un d'eux (Obs. XXI) est mort en quelques heures, sans avoir tiré aucun bénéfice de la saignée-transfusion simultanée ; il est vrai de dire qu'à la gravité de l'intoxication générale s'ajoutaient des lésions polyviscérales irrémédiables, constatées à l'autopsie.

Chez l'autre (Obs. XXII), âgé de 65 ans, atteint de néphrite interstitielle, avec myocardite, nous avons pratiqué tout d'abord une injection de 100 cc., et une demi-heure après, la phlébotomie étant impraticable, vu l'intensité de l'anasarque, six ventouses scarifiées ont été placées, qui ont donné plus de 300 gr. de sang, pendant que le transfuseur a fait pénétrer lentement, sous la paroi abdominale, une égale quantité de sérum salé. Une heure plus tard, le mieux était déjà très sensible ; le patient, sorti de sa torpeur, se rendait compte de ce qui se passait autour de lui ; après un sommeil de quelques heures, on vit se dérouler tous les phénomènes critiques que nous avons déjà signalés ; on répéta les injections (150 cc.) pendant quatre journées consécutives. En moins de cinq jours, la disparition de la crise urémique était complète. Les courbes des urines et de la tension artérielle ont été particulièrement concluantes (*Tableau* I).

Enfin, il nous a été donné d'observer deux derniers cas d'urémie aiguë, survenus dans le cours d'une néphrite parenchymateuse aiguë, avec anasarque, distension abdominale et albuminurie forte (8 et 12 gr. en 24 h.). Il se produisit rapidement des phénomènes alarmants. Vomissements, hoquet, subdélire, dyspnée, oligurie, tendance à l'hypothermie. — Chez l'un (Obs. XXIII), sous l'influence de 300 cc. d'eau salée, *sans saignée préalable*, on vit surgir, au bout de deux heures environ, sans grand fracas réactionnel, une augmenta-

TABLEAU I.

DATES.	INJECTIONS.	QUANTITÉ D'URINE.	DENSITÉ.	ALBUMINE.	URÉE.	TENSION ARTÉRIELLE.
31 mai 1897.	A l'entrée.	80 cc. (par cathétérisme).	»	0.50	»	11
4 h. après l'intervention	Saignée + inj. 300 cc.	250 cc.	1013	0.70	11 gr.	13 1/2
10 h. après.		500	1015	1 gr.	15.25	14
1ᵉʳ juin.	Inj. 150 cc.	1150	1018	1 gr. 50	19.05	14 1/2
2 —	—	1800	1017	0.80	15.75	15
3 —	—	2600	1014	0.60	14.50	15 1/2
4 —	—	2900	1009	0.25	12.00	16 1/2
5 —	—	3500	1006	0.25	12.50	15 1/2
6 —		4200	1006	0.25	12.00	16 1/2

OBSERVATION XXII. — *Coma urémique.*

tion de la température, de 36°4 à 37°8 ; la respiration devint moins irrégulière, le pouls plus énergique, de 76 à 90. Les mictions se répétèrent dans la soirée (950 cc. en tout) et le calme se rétablit. La nuit fut bonne, mais le lendemain l'état se fit de nouveau mauvais. Devant cette aggravation, nous fîmes une deuxième injection de 350 cc., qui produisit encore le même coup de fouet salutaire, mais de courte durée. On dut continuer les injections pendant sept jours, pour voir les accidents définitivement jugulés ; le malade conserva néanmoins sa néphrite parenchymateuse et continua à éliminer de 4 à 6 gr. d'albumine.

Chez l'autre (Obs. XXIV), nous avons pratiqué simultanément la saignée et l'injection hypodermique ; les effets furent analogues à ceux de l'observation précédente, avec cette différence que le mieux fut définitif après une seule intervention.

Signalons encore les résultats constatés dans trois états toxémiques des plus graves:

1º Dans un cas *d'ictère grave* (Obs. XXV) qui vint compliquer un ictère infectieux bénin : l'état typhoïde et les hémorragies multiples se produisirent progressivement, puis après une période d'excitation passagère, la somnolence et le coma s'installèrent, accompagnés d'hypothermie et d'oligurie, avec albumine, indican et urobiline. En un mot, auto-intoxication généralisée par insuffisance hépatique, contrôlée, du reste, par l'élimination polycyclique du bleu de méthylène et par la glycosurie alimentaire. La méthode de Bosc a véritablement transformé la situation désespérée de ce malade, qui s'est ensuite tiré d'affaire assez vite avec le concours des autres adjuvants pharmaceutiques.

2º Dans un cas *d'éclampsie puerpérale*, au huitième mois de la grossesse, l'accouchement prématuré ayant été pratiqué trois heures après le début de la crise, on transporta cette jeune femme à l'hôpital, dans le coma le plus complet. Une saignée de 400 gr., suivie de 500 gr. de sérum, ne produisit qu'une modification insignifiante; on répéta le traitement douze heures plus tard, et la mort survint en peu de temps, sans qu'aucune réaction sthénique ne se soit produite.

3º Un diabétique, ancien paludéen, éliminant de 7 à 8 litres d'urine par 24 heures et de 15 à 20 gr. de sucre par litre, présenta subitement une céphalée violente, des nausées, des

vomissements et une douleur vive à l'épigastre, en même
temps que des troubles respiratoires et cardio-vasculaires
inquiétants: l'anasarque se généralisa, les urines tombèrent
à 1200 et 900 gr., et une vague odeur chloroformique s'exhala
de sa bouche. Bien que la réaction rouge-brun de l'acétone
n'ait pas été constatée nettement dans l'urine, ce malade
était à la période prémonitoire du *coma diabétique*. Sous l'influence de deux injections sous-cutanées d'eau salée (300 cc.),
assez péniblement supportées, cet état menaçant a été bien
vite dissipé ; l'abondance des urines est revenue d'une façon
aussi rapide que surprenante.

Rappelons en passant qu'ici l'eau salée a agi aussi bien que
la solution bicarbonatée de M. Lépine, résultat analogue à
ceux publiés par Roget et Balvay, et par Burgez, de Lyon (1899).

RÉFLEXIONS. — Si nous jetons un coup d'œil d'ensemble
sur les résultats que nous a donnés l'emploi isolé ou combiné de la saignée et des injections salines, chez tous ces
toxémiques en danger de mort, nous voyons :

1° Que la phlébotomie pratiquée seule, est capable de lutter avantageusement, d'une façon rapide, contre les phénomènes mécaniques et toxiques les plus graves ; mais ses
effets ne sont que temporaires et les accidents se reprodui-
sent presque toujours à brève échéance ; chez les sept malades ainsi traités, il a fallu répéter plusieurs fois l'opération ;
dans quatre cas heureux, l'amélioration définitive a été très
lente à s'établir et dans trois cas, l'issue fatale n'a pu être
évitée.

2° En associant la saignée et la transfusion saline hypodermique, les résultats sont beaucoup plus favorables : sur
dix-huit malades très gravement atteints, treize fois la guérison a été complète, trois fois une survie plus ou moins
longue a été obtenue ; deux fois seulement la méthode n'a
produit aucun effet.

D'après notre expérimentation, la méthode de Bosc (saignée suivie d'injection saline) est peut-être moins efficace
que celle de Barré (saignée et injection simultanée) ; avec la
première, nous avons dû souvent renouveler l'intervention
(4 fois sur 6) ; avec la seconde, une seule application a tou-

TABLEAU II.

NUMÉROS D'ORDRE.	NOM — AGE, PROFESSION.	DATE DE L'ENTRÉE dans le SERVICE.	NATURE DE LA MALADIE.	SAIGNÉE.	INJECTION SALINE.	SAIGNÉE-TRANSFUSION. SAIGNÉE suivie d'injection.	SAIGNÉE et injection simultanées.	RÉSULTATS. SUCCÈS.	INSUCCÈS.	DATE de la SORTIE.
I	C. Ferdinand, 62 ans, pêcheur.	4 janv. 1897 Salle Ducros 15.	*Toxi-Asystolie* très grave, chez un ancien emphysémateux : artério-sclérose.	2 saignées 400 et 350 g.	»	»	»	Guérison lente.	»	5 février 1897.
II	D. Lazare, 63 ans, journalier.	25 janv. 1897 Ducros, 13.	*Asystolie* (Myocardite, sclérose pulmonaire et artérielle), anasarque généralisée, dyspnée intense, amélioration passagère par 2 saignées.	3 saignées en 9 jours.	»	»	»	Succès partiel.	Mort.	4 février 1897.
III	M. D., 57 ans, journalier.	15 avril 1897 Ducros, 17.	*Asystolie*. Maladie de Hogson : Diurèse non favorisée par la saignée.	3 saignées	»	»	»	Succès partiel.	Mort.	12 mai 1897.
IV	B. Pierre, 41 ans, charron.	9 déc. 1897 Ducros, 19.	*Toxi-Asystolie* (Alcoolisme, artério-sclérose, oligurie peu modifiée par la saignée).	2 saignées	»	»	»	Guérison très lente.	»	31 janv. 1898.
V	D. Germain, 82 ans, jardinier.	15 déc. 1897 Ducros, 13.	*Asystolie*. Coma asphyxique, anasarque (voir le résumé de cette obs. très concluante).	»	»	»	Vent. scar. et inj. à d. égal 500g.	Guérison rapide.	»	5 février 1898.
VI	L. François 44 ans, journalier.	19 déc. 1898 Ducros, 13.	*Asystolie* très grave, congestions polyviscérales (ancien emphysémateux).	»	»	»	Saignée et inj. 400 gr.	Guérison rapide.	»	28 juin 1898.

PREMIER GROUPE (**Auto-intoxications**).

VII	A. Louis, 39 ans	19 déc. 1898 Ducros, 11.	*Asystolie* (Antécédents rhumatismaux, alcoolisme), accidents urémiques graves.	«	»	»	Saignée et inj. 350 g.	Guérison très rapide.	»	29 déc. 1898.
VIII	C. Joseph, 75 ans, cultivateur.	4 juillet 1898 Ducros, 22.	*Toxi-Asystolie* (Coma), artério-sclérose généralisée).	»	»	Saignée et inj. à 3 reprises.	»	Amélioration passagère	Mort.	15 juillet 1897.
IX	G. Lazare, 58 ans, cocher.	29 sept. 1898	*Toxi-Asystolie.* Imminence d'asphyxie, anasarque, anurie.	»	»	Saig. 250 inj.300.gr.	»	Succès partiel.	Mort.	7 nov. 1898.
X	F. Antoine 25 ans.	1er févr. 1898 Dcros, 5.	*Urémie* (forme dyspnéique). OEdème broncho-pulmonaire (mal de Bright).	»	»	»	Saignée et inj. 400 g.	Guérison rapide.	»	25 février 1899.
XI	D. Joseph, 49 ans, Marin.	7 nov. 1898 Ducros, 31.	*Urémie* (forme dyspnéique) type Cheyne-Stokes. (OEdème aigu du poumon). Ant. Impaludisme, alcoolisme, artério-sclérose, néphrite interstitielle.	»	»	»	Saignée et inj. 450 g.	Guérison lente.	»	27 février 1899.
XII	P. Daniel, 50 ans, infirmier.	3 janv. 1899 St-Joseph, 30.	*Urémie dyspnéique.* Mal de Bright.	»	»	Saignée et inj. à 2 reprises.	»	Succès partiel.	Mort par embolie.	5 janv. 1899.
XIII	B... L..., 63 ans, cordonnier.	25 janv. 1899 St-Joseph, 22.	*Urémie* (forme pulmonaire). Anurie, mal de Bright.	»	»	»	Saignée et inj. 400 g.	Guérison rapide.	»	9 février 1899.
XIV	E. Léon, 40 ans, musicien.	16 mars 1899 Ducros, 22.	*Urémie* (forme convulsive), ictus apoplectiforme ; état comateux, anurie. Ant. Alcoolisme, artério-sclérose, néphrite chronique.	»	»	»	Saignée et inj. 400 g.	Guérison rapide.	»	20 mai 1899.

PREMIER GROUPE (Auto-Intoxications).

NUMÉROS D'ORDRE.	NOM AGE, PROFESSION.	DATE DE L'ENTRÉE dans le SERVICE.	NATURE DE LA MALADIE.	SAIGNÉE.	INJECTION SALINE.	SAIGNÉE-TRANSFUSION.		RÉSULTATS.		DATE de la SORTIE.
						SAIGNÉE suivie d'injection.	SAIGNÉE et injection simultanées.	SUCCÈS.	INSUCCÈS.	
XV	P. Nicolas, 68 ans, Portefaix.	15 mai 1899 Ducros, 21.	*Urémie (forme convulsive),* épileptiforme, anurie, artério-sclérose, néphrite interstit.	»	»	»	Saignée et inj. 450 g.	Guérison rapide.	»	7 sept. 1899.
XVI	S. Auguste, 60 ans, Portefaix.	29 mai 1899 Ducros, 14.	*Urémie dyspnéique.* Néphrite chronique, parenchymateuse.	»	»	»	Saignée et inj. 350 g.	Guérison rapide.	»	11 juin 1899.
XVII	R. Dominique, 70 ans, cordonnier.	8 juin 1899.	*Urémie dyspnéique.* Anasarque généralisée, myocardite, néphrite interstitielle. (Diurèse peu favorisée par la saignée et la digitale, théobromine, etc.)	2 saignées 400 gr.	»	»	»	Guérison lente.	»	29 juillet 1899.
XVIII	Q. Joseph, 50 ans, march. ambul. (Due à M. Olmer, int. des hôp.).	17 juil. 1899. Ducros, 16.	*Urémie dyspnéique*, type Cheyne-Stokes ; anasarque, troubles trophiques, artério-sclérose, alcoolisme, néphrite interstitielle, reproduction des accidents après la saignée.	Saignée 500 gr.	»	»	»	Amélior. très lente.	»	Octobre 1899.
XIX	J. Edouard, 24 ans, électricien. (Due à M. Olmer, int. des hôp.).	août 1899. Ducros, 31.	*Urémie dyspnéique*, grave; néphrite subaiguë. Ant. paludisme, typhoïde (Après chaque injection saline, production d'un érythème doulou-reux).	»	»	Saignée et inj. à 2 reprises.	»	Amélior. passag. à 2 reprises.	Mort par embolie.	Octobre 1899.

PREMIER GROUPE (**Auto-Intoxications**).

N°	Nom, âge, profession	Date d'entrée. Ducros.	Observation					Résultat		Date
XX	R. Pierre, 71 ans, S. P.	1er févr. 1897. Ducros, 36.	*Urémie dyspnéique*, très grave, œdème suraigu du poumon, anurie, artério-sclérose généralisée constatée à l'autop.	2 saignées de 550 gr. en 36 h.	»	»	»	»	Mort.	3 février 1897.
XXI	B. Louis, 57 ans, marin.	23 janv. 1897. Ducros, 34.	*Coma urémique.* Anurie, lésions de sclérose polyviscérales constatées à l'autopsie.	»	»	»	Saignée et inj. 400 g.	»	Mort.	25 janv. 1899.
XXII	P. Jean, 65 ans, journalier.	31 mai 1897. Ducros, 2.	*Coma urémique.* Imminence de mort (Obs. déjà résumée) ; les inject. salines à faible dose ont achevé l'amélioration commencée par la saignée rectifiée.	»	Injection, présaignée de 100 c. c.	»	Vent.senr. et inj. à d. égal.350g.	Guérison en 4 jours.	»	21 juin 1897.
XXIII	X...., 35 ans, agent de police.	10 mai 1897. Ducros, 22.	*Urémie.* Anasarque intense; au cours d'une néphrite parenchymateuse aiguë, alb. 8 gr. (Obs. déjà résumée).	»	Inj. 300 g. répétée 7 jours.	»	»	Guérison assez lente.	»	15 juin 1897.
XIV	P. Marius, 20 ans, boulanger.	31 mars 1898. Ducros, 27.	*Urémie*, anasarque, oligurie, au cours d'une néphrite aiguë *a frigore*, alb. 12 gr.	»	»	»	»	Guérison rapide.	»	28 avril 1898.
XXV	T. Antonio, 35 ans, journalier.	8 mars 1897. Ducros, 10.	*Ictère grave* au cours d'un ictère bénin (Obs. déjà résumée).	»	»	Saig. 300g. inj. 500 g.	Saig.et inj. à dose égale,350 g.	Guérison.	»	25 mai 1897.
XXVI	X..., 22 ans, domestique (Due à M.Bartoli,int.des hôp.).	Juillet 1898. Ste-Adelaïde (Conception).	*Éclampsie puerpérale*, au 8e mois de la grossesse (Obs. déjà résumée).	»	»	Saig. 400 gr. inj. 500 g. à 2 reprises en 24 h.	»	»	Mort.	Juillet 1898.
XXVII	G. Edouard, 30 ans, chauffeur.	11 oct. 1899. St-Joseph, 6.	*Coma diabétique* à la période prémonitoire (Obs. déjà résumée).	»	Inj. 500 cc. à 2 reprises.	»	»	Amélioration rapide.	»	Octobre 1899.

PREMIER GROUPE (**Auto-Intoxications**).

jours suffi (11 fois sur 12). Ajoutons que même dans les cas les plus urgents, nous n'avons jamais eu recours à l'injection intraveineuse : l'hypodermoclyse a, seule, été utilisée. Les doses faibles et fractionnées, comme complément de la saignée-transfusion, ont certainement contribué au succès de cette méthode ; quant aux doses massives, essayées seulement dans deux cas, sans saignée préalable, elles n'ont point paru nuisibles, mais leurs effets ont toujours été très fugaces.

Deuxième groupe (*Intoxications*).

Nous avons eu l'occasion d'expérimenter la valeur des différentes méthodes de lavage du sang sur un certain nombre d'empoisonnés, le plus souvent dans un état désespéré.

I. Dans quatre cas, il s'agissait de tentatives de suicide par l'*oxyde de carbone*. — Trois malades étaient dans le coma au moment où nous les avons reçus à l'hôpital. Résolution musculaire complète, cyanose de la face et des extrémités, anesthésie généralisée, respiration lente et irrégulière, battements du cœur faibles et arythmiques, pouls insaisissable, tension : 9 à 12. Dans deux cas, l'examen spectroscopique du sang a décelé les deux raies caractéristiques de la carboxyhémoglobine. En un mot, tableau complet de l'asphyxie oxycarbonique aiguë, à la période ultime. Nous avons pratiqué chez ces malades, une large saignée de 4 à 600 gr., pendant qu'une dose égale d'eau salée était injectée dans la paroi abdominale, sans omettre les autres médications urgentes : inhalations d'oxygène, piqûres d'éther, frictions, etc. Les effets ont été aussi rapides qu'inattendus ; on a assisté à une véritable résurrection. Avant la fin de l'opération, les malades entrouvrent les yeux, l'anesthésie devient moins complète, le pouls se sent plus facilement ; après un sommeil de deux à trois heures, une légère réaction se produit, avec mictions abondantes, sueurs profuses, élévation modérée de la température et de la tension artérielle (14 et 16).

Chez deux sujets (Obs. XXVIII, XXIX), cette amélioration a été définitive ; dans un cas (Obs. XXX), les symptômes d'asphyxie se sont montrés de nouveau vingt heures après ; une deuxième saignée-transfusion de 500 gr. a dissipé encore ces phénomènes alarmants ; on a continué pendant quelques jours les injections sous-cutanées à doses fractionnées (150. c. c.), en les associant aux lavements salés froids, qui ont achevé le rétablissement sans la persistance d'aucun trouble organique (un seul malade a présenté une congestion pulmonaire assez lente à se résorber) L'anémie assez intense, constatée pendant les premiers jours qui ont suivi l'empoisonnement (hémoglobine 5 à 6 0/0) n'a pas tardé à regresser par ce traitement (Obs. XXX), si bien qu'en moins de seize jours, on a noté à l'hématoscope de Hénocque, une augmentation sensible du taux de l'hémoglobine 5, 8, 10 et 12 0/0.

Dans un cas analogue (Obs. XXXI), l'injection saline hypodermique, à doses massives, a été appliquée seule (800 cc. par jour) pendant six jours ; chaque injection a été suivie d'une phase réactionnelle assez marquée ; en outre, quelques troubles, nerveux moteurs et sensitifs, ont persisté pendant plusieurs semaines.

Chez deux malades âgés (Obs. XXXII, XXXIII), intoxiqués accidentellement par le gaz d'éclairage, l'hypodermoclyse à dose massive, sans saignée préalable, a aussi entraîné rapidement la guérison (en quatre ou cinq jours).

II. — Citons également les résultats heureux que nous avons réalisés, dans deux cas d'asphyxie par *submersion* dans les eaux du port (Obs. XXXIV, XXXV), par l'emploi de la saignée suivie de transfusion, Il est vrai de dire que l'un de ces malades, dont l'état semblait moins désespéré, aurait sans doute aussi bien échappé à la mort avec toute autre médication.

III. — Rappelons enfin, l'observation intéressante d'un homme qui tenta de se suicider avec une dose considérable de strychnine qu'il avait pu se procurer pour détruire soi-disant les rats de son grenier. Malgré les vomissements qui suivirent spontanément l'ingestion de ce poison, cet individu était dans un état comateux lorsqu'on l'apporta à l'hôpital : pupilles dilatées, face cyanosée, mouvements convul-

TABLEAU III.

NUMÉROS D'ORDRE.	NOM AGE, PROFESSION.	DATE DE L'ENTRÉE dans LE SERVICE	NATURE DE LA MALADIE	SAIGNÉE	INJECTION SALINE.	SAIGNÉE ET TRANSFUSION		RÉSULTATS.		DATE de LA SORTIE
						Saignée suivie d'injection.	Saignée et injec. simultanées.	SUCCÈS.	INSUCCÈS.	
XXVIII	C. Filippo, 33 ans, cordonnier.	3 fév. 1899. Aillaud, 5.	*Intoxication par l'oxyde de carbone.* Etat comateux.				Saignée et inject. de 500 gr.	Amélior. rapide et définitive.		20 février 1899.
XXIX	S. Thérèse, 20 ans, sans profession.	25 mars 1899. Ste-Elisabeth 16.	*Tentative de suicide par les vapeurs de charbon.* Coma asphyxique.				Saignée et inject. de 600 gr.	Guérison rapide.		30 mars 1899.
XXX	P. C..., 33 ans, tailleuse.	14 mai 1899. Ste-Elisabeth 20.	*Empoisonnement par l'oxyde de carbone.* Coma.				Saig. et inj. de 450 gr. à 2 reprises.	Guérison rapide.		15 juin 1899.
XXXI	F. Clémentine, 25 ans, ménagère.	28 oct. 1897. Ste-Emilie (Conception).	*Asphyxie oxycarbonique aiguë.*		Inj. massives, 800 cc. p. j. pendant 6 j.			Guérison rapide.		Novembre 1897.
XXXII	G. Pierre, 65 ans, cordonnier.	18 avril 1899. St-Franç., 13 (Conception).	*Intoxication par le gaz d'éclairage.*		Inj. mass. pendant 3 jours.			Guérison rapide.		
XXXIII	D. Catherine, 77 ans, ménagère.	18 avril 1899. Ste-Adélaïde, (Conception).	*Intoxication par le gaz d'éclairage.*		Inj. mass. pendant 4 jours.			Guérison rapide.		15 mai 1899.
XXXIV	W. Marie, 38 ans.	7 oct. 1899. Ste-Elisabeth 5.	*Asphyxie par submersion.* Coma (période réactionnelle très intense).			Saignée 300 gr. Inj. 600 g.		Guérison rapide.		15 octob. 1899.

DEUXIÈME GROUPE (Intoxications).

XXXV	M. Félicie, 59 ans, blanchisseuse.	1er janv. 1899. Ste-Elisabeth 4.	*Asphyxie par submersion.* Etat moins grave que chez la précédente.	»	»	Saignée 350 gr. Inj. 600 g.	»	Guérison très rapide.	»	7 janvier 1857.
XXXVI	N. Valentin, 59 ans, propriétaire.	20 juill. 1897. Ducros, 22.	*Intoxication par le sulfate de strychnine.*	»	»	Saignée 500 gr. Inj. 450 g.	»	Guérison rapide.	»	1er août 1898.
XXXVII	B. Baptistin, 38 ans, peintre.	1er déc. 1898. Ducros, 9.	*Intoxication saturnine aiguë* (Coliques de plomb), paralysie des extenseurs.	»	Injection de 250 cc. et lavem.	»	»	»	Insuccès.	29 déc. 1898.
XXXVIII	L. Jean, 46 ans, journalier.	4 oct. 1899. St-Joseph, 33.	*Colique saturnine* (Constipation opiniâtre depuis huit jours).	»	Inject. de 250 cc. et lav. salés.	»	»	Guérison rapide.	»	1er nov. 1899.
XXXIX	X...., 32 ans, boulanger.	4 oct. 1899. St-Joseph, 6.	*Colique de plomb.* Intoxication déjà ancienne.	»	Inj. 250 cc. et 2 lavements salés par jour.	»	»	Guérison assez rapide.	»	25 août 1899.
XL	N. Auters, 34 ans, mineur.	Déc. 1898. Ducros, 28.	*Colique saturnine* très aiguë.	»	Lav. salés et injec. de 200 cc.	»	»	Guérison très rapide.	»	30 déc. 1898.
XLI	D. Raphaël, 52 ans, mineur.	21 juin 1898. Ducros, 11.	*Intoxication saturnine.* Coliques très douloureuses et vomissements incoercibles, constipation opiniâtre.	»	Lav. salés et inject. de 300 cc.	»	»	Guérison surprenante.	»	2 juillet 1898.
XLII	B. Valentin, 42 ans, journalier dans manufacture de minium.	30 juin 1898. Ducros, 29.	*Encéphalopathie saturnine,* grave, ancien saturnin, début d'intoxication remontant à 6 ans, coliques fréquentes malgré cessation de métier. Etat comateux au moment de l'application du traitement.	»	»	»	Saignée et injection 450 gr.	Amélioration rapide.	,	1er août 1898.

DEUXIÈME GROUPE **(Intoxications)**.

sifs, raideur de la nuque, et des membres, etc.... ; une saignée de 300 gr., suivie d'une injection de 450 gr. eut bientôt raison de tous ces symptômes alarmants.

IV. — Nous avons également appliqué le lavage du sang dans quelques cas d'*intoxication saturnine aiguë*.

Chez cinq malades atteints de colique de plomb, auxquels les médicaments ordinaires n'avaient amené aucune modification, nous avons pratiqué des lavements salés et des injections sous-cutanées (variant de 200 à 300 gr.) qui ont été bien tolérées.

Les douleurs abdominales ont été supprimées au bout de quelques heures ainsi que les vomissements et la céphalée ; la constipation a disparu en moins de deux jours, mais la diurèse a été peu modifiée. Toutefois un de ces malades (Obs. XXXVII) a eu, après chaque injection, une réaction intense et pénible qui n'a produit aucune amélioration ni sur les symptômes intestinaux, ni sur les accidents névritiques des membres supérieurs.

Enfin, dans un cas *d'encéphalopathie* grave, chez un ancien saturnin ayant présenté successivement de la céphalée, du tremblement, du délire, des attaques convulsives, et tombé ensuite dans un état comateux, la saignée-transfusion simultanée a seule été capable d'enrayer promptement tous les accidents toxiques. (Cette observation concluante semble calquée sur celles relatées par Desplats, en 1896 et récemment, par Goidin, 1899.)

RÉFLEXIONS. — L'impression qui se dégage de ces observations, est que, dans le groupe des intoxications graves, la saignée associée à l'injection saline, soit simultanément, soit immédiatement après, donne encore les résultats les plus rapides et les plus persistants (sur sept cas, 6 améliorations définitives).

Toutefois l'emploi isolé de l'hypodermoclyse, à doses massives, a permis, dans trois cas, d'obtenir des résultats analogues, mais on a dû répéter l'injection pendant plusieurs jours pour arriver à un mieux durable et définitif.

Ajoutons que dans le traitement de la colique saturnine,

l'eau salée en injections et en lavements est capable d'enrayer rapidement les accidents toxiques et mécaniques rebelles aux autres indications.

Troisième groupe (*Infections*).

Nous avons également appliqué ces différentes méthodes thérapeutiques aux formes graves des maladies infectieuses les plus diverses. Dans l'exposé de nos résultats, nous insisterons particulièrement sur les affections que les hasards de la clinique ont offert le plus souvent à notre expérimentation : la pneumonie et la fièvre typhoïde.

I. Pneumonie. — Si l'on jette un regard en arrière, on constate qu'il y a cinquante ans, à l'époque de Grisolle, la pneumonie présentait, en général, les allures d'une maladie locale, à évolution cyclique et à terminaison favorable (sur un total de 304 pneumoniques, Grisolle n'en a perdu que 43, soit une proportion de 14 0/0). Sans doute, depuis cette époque, la maladie ne se comporte pas autrement chez le plus grand nombre des sujets jeunes et robustes (sur 18.611 cas observés dans l'armée française, de 1888 à 1892, Catrin ne trouve qu'une mortalité de 9, 87 0/0); mais les statistiques récentes démontrent que depuis ces vingt-cinq dernières années, cette affection est, dans la majorité des cas, réellement plus meurtrière. Nombreux sont les sujets chez lesquels elle revêt, d'emblée ou secondairement, les formes graves d'une maladie générale, les signes pulmonaires étant relégués au second plan, à titre *d'épiphénomènes*. Cette aggravation semble due, non tant à une exaltation de la virulence du microbe, bien que celle-ci soit justifiée par les variations saisonnières, qu'aux conditions particulières dans lesquelles vivent les générations actuelles, surtout dans les grands centres populeux. Le travail plus pénible et plus intensif, l'alcoolisme plus précoce et plus généralisé, l'hérédité nerveuse, tuberculeuse et syphilitique ont contribué à affaiblir les organismes qui ne possèdent plus une énergie suffisante pour lutter contre l'invasion de l'infection.

En effet, presque tous les malades que nous avons observés (67 sur 80) offraient les stigmates de l'alcoolisme, de la syphilis, de la scrofule, de la dégénérescence nerveuse ou artérielle. On comprendra donc aisément que le pneumocoque se comporte vis-à-vis de ces organismes épuisés comme chez les animaux de laboratoire (souris ou lapin) qui, après inoculation du poison pneumococcique, réagissent toujours par une infection généralisée. On comprend aussi la fréquence avec laquelle viennent se greffer les associations microbiennes (pneumo-bacille, streptocoque, bacille de Pfeiffer, etc...) sur ces individus qui, par leur usure précoce et leur sénilité anticipée, sont de véritables milieux inertes, au sein desquels tous ces parasites peuvent proliférer et prospérer rapidement.

Ainsi s'explique la fréquence croissante des formes graves de la pneumonie qui tend presque fatalement, surtout dans le milieu hospitalier, à devenir adynamique, typhoïde, infectante ou suppurée. Chez aucun des malades qui nous occupent, nous n'avons retrouvé le tableau classique de l'inflammation pulmonaire avec ses trois stades successifs ; presque toujours l'auscultation a révélé les signes d'une hépatisation mal circonscrite, ou à foyers multiples, ou encore une infiltration diffuse de tout le parenchyme pulmonaire ; parfois les phénomènes stéthoscopiques ne cadraient nullement avec l'ensemble des symptômes généraux, l'intoxication de l'organisme dominant la scène et l'emportant sur les signes locaux. En outre, au lieu du facies animé, vultueux, du regard brillant, ordinaire à la pneumonie franche, la plupart de ces malades avaient les traits tirés, les yeux éteints, une langue sèche et râpeuse, le teint terreux ou plombé, les pommettes et le nez cyanosés, etc....., et réalisaient en un mot, selon l'expression de M. le Pr. Villard, le type de *l'asphyxie capillaire*, indice caractéristique de la généralisation des troubles mécaniques et toxiques inhérents aux infections graves : troubles cérébraux thermiques, intestinaux, et, par dessus tout, troubles et insuffisance des systèmes cardio-vasculaire et rénal. On sait avec quelle rapidité l'issue peut devenir fatale dans les cas de ce genre.

Or, il est impossible en présence de ces formes cliniques, de songer à l'efficacité des médications actives et jugulantes, qui sont impuissantes, si elles ne sont pas nuisibles. D'autre part, on ne peut rien contre l'inflammation pneumococcique du poumon : ni les injections anti-parasitaires, essayées par Lépine, dans le foyer pulmonaire et par Pignol, dans la trachée; ni les inhalations de vapeurs antiseptiques, préconisées par Bartholow (iodure d'éthyle), par Hayem (nitrite d'amyle), et par Clémens (chloroforme); ni la sérothérapie, expérimentée par Klemperew, Foa et Scabia, Bozzolo, Audeout, Jonssen, avec du sérum immunisé, et par Lichtheimer avec du sérum de convalescent, n'ont encore pu donner des résultats très encourageants.

Ainsi donc, tant que la sérothérapie ou quelque autre méthode ne nous permettra pas d'attaquer directement la maladie, nous devons nous borner, comme dans toutes les toxi-infections du reste, à soulager le malade, à le soutenir et à le défendre contre la violence de l'assaut morbide, en essayant par tous les moyens toniques et stimulants dont nous disposons, d'empêcher l'adynamie, l'infection et la suppuration de se produire, ou tout au moins de s'aggraver. La plupart de ces moyens (alcool, sels d'ammoniaque, caféine, spartéine, strychnine, oxygène, éther, etc.) provoquent souvent des effets rapides, mais très fugaces ; nous allons voir quels sont les résultats que l'on peut obtenir par l'emploi de la saignée et de l'injection saline, seules, ou associées.

1° *Saignée.* — Chez six malades, alcooliques ou artério-scléreux, atteints de pneumonie grave du 4° au 10° jour (Le cœur paraissant sur le point d'être forcé et de fléchir, malgré l'emploi de la caféine et des stimulants diffusibles, mais présentant encore assez de vigueur pour qu'on puisse pratiquer la phlébotomie), nous avons soustrait de 250 à 350 gr. de sang. Deux fois seulement, l'influence salutaire de la saignée a suffi pour modifier du tout au tout la situation des sujets qui ont fait leur défervescence en peu de jours, quoique la convalescence ait été longue.

Trois fois, bien que la transformation des signes alarmants (dyspnée, tachycardie, arythmie, hypertension artérielle, délire, etc....) ait été manifeste, la mort n'a pu être enrayée, malgré une nouvelle intervention. Enfin, dans un autre cas (Obs. XLVII), l'état infectieux et l'insuffisance du champ opératoire n'ont pas permis à la saignée d'avoir un effet utile.

2° *Injections salines.* — Sur 14 cas d'infection pulmonaire, ou broncho-pulmonaire aiguë, du 8e ou 15e jour, chez des malades, ayant pour la plupart dépassé 50 ans et dont l'état général a été grave d'emblée, nous avons institué l'hypodermoclyse, à doses maxima ou minima.

Sept fois la pneumonie offrait la forme typhoïde, avec tous les signes d'une véritable auto-intoxication. Des doses massives d'eau salée à 7 0/0, variant de 500 à 800 grammes, infusées sous la peau, ont donné dans deux cas (Obs. LIV et LVII) des résultats aussi rapides qu'inespérés. Après une période réactionnelle de deux ou trois heures, très peu intense, au cours de laquelle on a noté une légère ascension de la température (de 39°2 à 39°9 et de 39°5 à 40°1), et une augmentation sensible de la tension artérielle (de 12 et 13 à 16 et 17), une crise sudorale et urinaire s'est produite, sans vomissements ni frissons, ni excitation psychique, en même temps que l'expectoration muco-purulente est devenue plus facile et plus abondante et que les phénomènes généraux (dyspnée, délire etc...) se sont heureusement amendés. L'amélioration a été définitive après cette unique intervention.

Dans deux observations (XLIX et LIX), il a été nécessaire de recourir une seconde fois à la transfusion pour obtenir la persistance de ces modifications favorables. — Notons, en passant, que la tension sanguine qui était à 18 et 20 avant l'injection, n'a pas été augmentée après l'introduction du liquide salé.

Enfin, dans trois cas, également à forme typhoïde et infectante, malgré la répétition quotidienne des doses massives, dont la réaction a été de moins en moins sensible, la mort est survenue après une survie de trois jours (Obs. LIII), quatre jours (Obs. LI), et quatorze jours (Obs. L) ; ce dernier sujet a reçu en tout huit litres de sérum, qui ont été bien tolérés malgré tous les signes d'une altération rénale évidente, quoique légère.

Cinq fois, la pneumonie présentait la forme adynamique et envahissante ; malgré l'intensité des symptômes mécani-

ques et toxiques, l'hypotension étant très marquée (12 1/2,
12, 11 et 10), nous n'avons point tenté la phlébotomie, pas
plus que l'injection saline massive, dans la crainte que celle-
ci n'entraînât des perturbations trop vives dans ces organismes si affaiblis. Les doses faibles (100 et 150 cc.) ont seules été utilisées, concurremment avec des lavements salés
froids. Trois de ces individus (Obs. LX, LV, LXII), dont le
pouls était misérable et l'urination insuffisante, ont été vrai-
ment métamorphosés par ce procédé, presque insensible-
ment, sans aucun fracas réactionnel. Leur système nerveux
et leur tonus vasculaire n'ont pas tardé à se relever, en
même temps que la physionomie, l'aspect de la langue, les
caractères du pouls, de la tension et de la sécrétion urinaire
se sont améliorés.

Signalons toutefois en regard de ces succès, deux cas analogues compliqués de méningite (Obs. LVI et LXI) et
deux cas graves à hépatisation grise coïncidant chez des
alcooliques, avec l'hyperthermie et l'ataxo-adynamie, qui
n'ont tiré aucun bénéfice de la sérothérapie, et qui ont
même succombé quelques heures après l'injection, avec une
exaltation de leurs symptômes (Obs. LII et LVIII).

Ajoutons en terminant ce groupe, que le lavage du sang
n'a jamais amené chez nos malades un changement notable
dans les signes stéthoscopiques ; dans les cas heureux, la
résolution a été, au contraire, lente à s'effectuer.

3° *Saignée-Tranfusion.* — Soixante malades atteints d'infections pulmonaires aigues graves (31 pneumonies, 19
broncho-pneumonies, 10 congestions grippales) ont été traités par la méthode de la saignée et des injections salines
combinées. Tous offraient des symptômes infectieux très
marqués (1), et 16 d'entre eux étaient, à leur entrée à l'hôpital, dans un état absolument désespéré Nous n'avons enre-
gistré que neuf décès, parmi lesquels cinq fois la survie a
été véritablement due à ce traitement (2).

Chez les sujets assez vigoureux, nous pratiquions d'abord

(1) Nous avons relevé dans ces observations 24 fois l'état typhoïde, 17 fois
l'état ataxo-adynamique et 19 fois l'état asphyxique le plus grave.
(2) Sur ces 9 décès, quatre fois les lésions de l'hépatisation grise ont été constatées à l'autopsie.

une saignée de 150 à 350 gr., suivie d'une injection sous-cutanée variant entre 200 et 600 gr. d'eau salée. Sans entrer ici dans les détails de ces observations qui semblent, pour la plupart, calquées les unes sur les autres, on peut dire que d'une façon générale, dès la fin de l'injection, une amélioration parfois incroyable a été notée dans la tension artérielle. Après une période réactionnelle plus ou moins intense, durant laquelle les phénomènes semblaient s'aggraver, il s'est produit une véritable crise artificielle : abaissement brusque de la température, débâcle urinaire (hyperazoturie), sudorale et intestinale. Cette crise a été assez souvent défi-nitive (15 fois sur 34 cas traités par la méthode de Bose) et le malade est entré en convalescence ; quelquefois cette amélioration n'a été que temporaire et une nouvelle saignée-transfusion a été nécessaire (9 fois sur 34). Le plus souvent, pourtant, il a suffi de continuer pendant quelques jours les injections à faibles doses pour voir se dissiper entièrement toute tendance au retour de l'asphyxie capillaire et des accidents inquiétants.

Chez les sujets offrant une adynamie trop profonde, la saignée et l'injection ont été pratiquées simultanément et à doses égales, ce qui a permis de faire, sans aucun danger, une soustraction plus considérable de sang intoxiqué. Dans les cas où l'affaissement était extrême, une petite injection salée faite au préalable, en préparant en quelque sorte le terrain à la déplétion sanguine, a certainement contribué au succès de la méthode.

Les résultats immédiats, que nous avons minutieusement contrôlés dans la majorité des cas, ont été analogues à ceux que nous venons de signaler à propos de la saignée-trans-fusion. Toutefois, ici, les phénomènes réactionnels n'ont jamais été aussi marqués et la diurèse a toujours été beaucoup plus abondante. En outre, une seule intervention a presque toujours suffi (14 fois sur 17 cas) non seulement pour tirer les malades de leur situation alarmante, mais encore pour provoquer la convalescence qui a commencé deux ou trois jours après.

Ajoutons enfin que dans le cas où la mort a fini par triom-pher, c'est à cette dernière méthode qu'ont été dues les

survies les plus longues et parfois les plus inattendues :
(4 jours, Obs. LXVIII ; 8 jours, Obs. LXXXI et 30 jours,
Obs. CXII). — Nous croyons intéressant de rappeler succinctement les principaux traits de cette dernière observation.

OBSERVATION.

Il s'agissait d'un miséreux, B... Pierre, âgé de 65 ans, mar-
chand ambulant, qu'on nous apporta un soir de garde, le 23 avril
1899, dans un état désespéré : la face et les extrémités cyanosées,
les paupières closes, le corps en résolution et baigné de sueurs
froides, ce malade respirait avec peine (R. 48), avec une inspira-
tion saccadée, et une expiration brusque qui se terminait dans
un gémissement. Des crachats abondants obstruaient sa trachée ;
son pouls très dépressible et intermittent était à 128, la tension
de sa radiale à 9 et la température rectale à 39°2. L'auscultation révélait les signes d'une hépatisation nette des deux sommets, tandis que des râles d'œdème étaient disséminés aux deux
bases.

D'autre part, le cathétérisme nous permit de recueillir environ 100 cc. d'une urine très colorée, ne contenant que peu
d'urée, très peu de chlorures et 0.25 centig. d'albumine non
rétractile.

En présence de ce moribond, nous pratiquons d'abord une
injection salée de 150 cc. et une demi-heure après nous ouvrons
la veine du bras droit qui laisse écouler 400 gr. d'un sang noir
et violacé ; en même temps nous introduisons une quantité
égale de sérum artificiel dans la partie externe du flanc gauche.
Pendant l'opération qui a duré quinze minutes environ, on
malaxe les parties où s'accumule le liquide, lequel est d'ailleurs
rapidement absorbé. A la fin de l'opération la tension est à 10
1/2, le pouls toujours fréquent, est plus régulier, la respiration
est plus facile que précédemment, mais toujours très gênée et le
malade semble tenir sa tête plus aisément sur l'oreiller. Ce
malheureux s'endort après avoir rejeté quelques-unes des mucosités qui l'étouffaient, Deux heures après, l'affaissement est toujours très grand, seule la tension s'est un peu relevée (13), le
pouls est à 140, la température est à 39°9 ; une heure plus tard,
la congestion de la face a disparu, la toux et l'expectoration sont
plus faciles, la respiration est tombée à 36, et le malade sorti de
sa torpeur, répond aux questions qu'on lui pose. Durant toute la
nuit le mieux va s'accentuant et la diurèse devient abondante
(urines plus claires, 800 cc, D : 1016, urée 15 gr., chlorures : 4 gr.).
Le lendemain, la température tombe à 37°9, le pouls est à 100,
la respiration à 32 et la tension = 15 1/2. Pendant quatre jours,
avec l'aide de la caféine, des stimulants et des révulsifs, cette

résurrection véritable semble se maintenir ; mais le 28 avril au soir, une crise de suffocation survient, bientôt accompagnée de cyanose et d'arythmie du cœur, les signes stéthoscopiques s'étendent dans tout le poumon gauche, la congestion des bases a de nouveau fait des progrès ; nous appliquons une seconde fois le traitement qui agit encore à merveille. Toutefois au bout de trois jours, l'adynamie augmente de nouveau, la température descend à 36°5, la respiration atteint 64, le pouls 140, tandis que la tension s'abaisse jusqu'à 8 1/2. La résolution devient complète dans la soirée du 2 mai et le malade meurt pendant la nuit, dans le coma asphyxique. A l'autopsie, on constate une pneumonie des deux sommets, plus marquée à gauche, avec un œdème généralisé au reste des poumons. Les reins sont congestionnés, sans lésions microscopiques apparentes. Congestion passive généralisée de tous les organes, myocardite ancienne.

RÉFLEXIONS. — Cet exemple suffirait pour montrer quelle est l'efficacité de cette méthode qui, alors que toutes les médications ordinaires deviennent impuissantes, est capable de donner encore de tels résultats.

D'après les déductions que nous pouvons tirer de nos nombreuses constatations cliniques, la saignée pratiquée isolément, ne trouve son application que dans les cas pressants, lorsque l'asphyxie mécanique domine la scène ; encore faut-il que la tension sanguine ne soit pas trop abaissée et que la déchéance organique ne soit pas trop profonde ; les effets ne sont, du reste, que très passagers.

D'autre part, l'injection massive d'eau salée ne peut être employée qu'avec prudence chez les artério-scléreux, ou chez ceux qui présentent des lésions du myocarde ou des reins, car, dans ces cas, le coup de fouet réactionnel peut dépasser le but et devenir non seulement inutile, mais même nuisible. Il est vrai que les doses faibles et répétées, en échappant à ces dangers, jouissent d'une action dynamogénisante aussi puissante, même dans les cas où l'adynamie est considérable.

Quoi qu'il en soit, la saignée et l'injection saline associées constituent, à notre avis, le traitement de choix à instituer dans les infections pneumoniques graves, sans exclure, bien entendu, les autres médications lorsqu'elles deviennent utilisables. La méthode simultanée et à doses égales réalise les effets les plus rapides et les plus durables, sans qu'aucune des contre-indications formelles qui peuvent interdire l'emploi isolé de la phlébotomie, ou de la transfusion saline, ne puisse être érigée contre ce procédé, aussi simple qu'inoffensif.

Quant au moment le plus favorable pour l'application de ce traitement, il est assez difficile à préciser. Barré a proposé d'intervenir à la période la plus rapprochée de la crise naturelle de la maladie ; vers le septième jour, dit-il, parce qu'alors l'organisme fait précisément plus d'efforts vers la guérison. En éliminant par la saignée une partie de la pneumococcine, et par l'injection saline, en forçant un peu le passage du filtre rénal, on provoquerait ainsi une crise artificielle, qui sans cela ne paraissait pas devoir se produire.

Mais d'après nos remarques cliniques, chez le plus grand nombre des sujets, ou bien l'état général, grave d'emblée, ne permet pas d'attendre ce moment opportun, ou bien cette période favorable est déjà dépassée lorsque les malades nous sont confiés (sur 60 pneumoniques, 37 étaient au delà du septième jour de leur infection lors de leur entrée dans le service). Il nous semble donc indiqué d'appliquer, si on le peut, la saignée et la transfusion saline dès que l'ensemble des phénomènes toxémiques tend à s'aggraver, afin de mettre l'organisme dans de moins mauvaises conditions, l'intervention ayant d'autant plus de chances d'entraîner une amélioration persistante qu'elle est plus précoce.

Signalons en terminant, que jamais, même dans les cas les plus heureux, malgré la sédation rapide des phénomènes généraux, les signes stéthoscopiques ne se sont modifiés aussi brusquement que semblent l'indiquer quelques observations de Bosc et Vedel ou de Barré. La lésion pneumonique s'est au contraire, résorbée le plus souvent avec lenteur. Enfin, la voie hypodermique que nous avons, seule, utilisée pour l'introduction du sérum salé, nous a toujours donné des résultats tout aussi complets et aussi durables que la voie intraveineuse (1).

(1) Notre ami, M. Olmer, nous a communiqué quelques observations (recueillies dans le service de M. Boy-Tessier) de lavage du sang par la méthode intraveineuse. Nos résultats, quoique un peu moins rapides, semblent sur tous les points calqués sur ces observations.

II. *Fièvre typhoïde.* — C'est peut-être dans cette affection que les injections salines ont eu, entre les mains des différents auteurs qui les ont utilisées, les fortunes les plus diverses. Les uns (Darène, Kirstein, Sahli, Bosc et Vedel, Lochelongue, Lenhartz, etc...) en employant la voie hypodermique, les autres (Carrieu, Trémoulet, etc...), en se servant de la voie intra-veineuse, ont attribué à la transfusion saline, à doses massives, une action salutaire, non seulement sur l'hyperthermie, sur l'hypotension artérielle, sur le myocarde, sur l'hématopoïèse, sur l'agitation physique et mentale des malades, mais encore sur l'évolution générale et sur la durée totale de l'infection éberthienne.

Au contraire, suivant d'autres études récentes, (Calmette, Giglioli et Calvo, Grocco, etc...), non seulement les injections intra-veineuses ne paraissent avoir aucun effet curatif, mais même les injections sous-cutanées, supérieures à 500 gr. dans les vingt-quatre heures, semblent plutôt nuisibles qu'utiles. Seule une hypodermoclyse discrète, c'est-à-dire ne dépassant pas 100 à 200 gr. par jour, serait signalée comme efficace ou inoffensive. Et encore ces injections n'agiraient-elles que dans les cas de moyenne intensité, sans hyperthermie et sans phénomènes cardiaques. Enfin Calmette, prétextant que le bacille typhique n'existe pas dans le sang, mais est cantonné dans la rate, la moelle osseuse et les organes hématopoïétiques, conclut qu'il est vraisemblablement nuisible d'aider à l'invasion de cette toxine, qui a été fabriquée au dehors des vaisseaux, en augmentant la tension circulatoire par l'introduction d'un liquide comme l'eau salée, dont la composition ne modifie ni le plasma, ni les globules, et qui ne joue que le rôle de stimulant diffusible.

Voici brièvement résumés les résultats que nous a donnés l'emploi des injections hypodermiques massives ou fractionnées et de la saignée-transfusion, dans les trente-quatre observations où nous avons appliqué ces méthodes thérapeutiques.

Parmi les formes intenses, signalons d'abord 13 cas de dothiénentérie, au cours desquels sont survenues des complications graves.

1° Chez six sujets, du 15me au 26me jour de leur maladie, des hémorragies intestinales très abondantes apparurent brusquement avec tout leur cortège symptomatique : pâleur, tendance syncopale, petitesse du pouls, refroidissement périphérique, abaissement de la température, etc. ; toutefois dans deux cas, cette hypothermie ne s'est point produite (fait analogue à ceux qu'à récemment signalés M. Rendu). Nous avons aussitôt pratiqué des injections massives (de 900 à 1.200 gr. en 24 heures) et, en moins de deux jours, les phénomènes de collapsus et d'adynamie ont été dissipés. La maladie a continué son cours, sans reproduction des hémorragies dans cinq cas ; une seule fois l'hémorragie s'est de nouveau subitement montrée foudroyante, en dépit de toutes les tentatives.

2° Chez trois autres sujets, des troubles nerveux graves étaient survenus au cours du deuxième septénaire ; deux fois les accidents méningiformes (délire violent, agitation, convulsions..., accompagnés d'une hyperthermie excessive ; T. : 40°8, chez l'un, 41°5, chez l'autre), ont été véritablement jugulés par quatre ou cinq injections de 300 cc., pratiquées en quarante-huit heures, alors qu'ils avaient résisté aux bains froids, à la glace, au chloral, etc.... Le troisième malade, qui était dans un état comateux lors de la première injection massive (600 gr.), est mort avec du collapsus cardiaque, au milieu d'un véritable orage réactionnel, sans avoir tiré aucun bénéfice de l'intervention.

3° Dans deux cas, il s'agissait de typhoïdiques, au dix-neuvième et au vingt-septième jour d'une infection grave, avec hyperthermie, hypotension progressive, asthénie cardiaque, etc..., ayant présenté jusqu'alors une albuminurie légère, qui devint bientôt abondante (4 et 7 gr.), avec douleurs rénales intenses et diminution de la sécrétion urinaire. L'élimination du bleu de méthylène a été retardée et prolongée dans les deux cas.

L'état typhoïde devint de plus en plus menaçant, et des phénomènes urémiques, avec œdème des membres inférieurs, — œdème pulmonaire dans un cas —, ne tardèrent pas à s'installer, phénomènes que la balnéation, la caféine et les diurétiques furent impuissants à combattre. Nous n'avons pas hésité à faire chez ces deux malades, malgré le mauvais état du système cardio-vasculaire (Tension : 12 et 10 1/2), une saignée de 350 gr., simultanément accompagnée d'une injection salée à dose égale. Les réactions, que nous connaissons déjà, ont provoqué, sans grand fracas, en moins de six heures, une amélioration remarquable dans l'état des reins et du cœur ; l'urination, le pouls et la tension ont été favorablement influencés, le délire a disparu et la température est tombée aux environs de 38°5, 12 heures après. — L'albumine a persisté pendant une semaine environ ; l'un des sujets a même présenté une hématurie assez prononcée durant quatre jours, mais les accidents toxémiques ne se sont point reproduits ; la convalescence est arrivée après quelques oscillations de la courbe thermique qui ont exigé l'emploi de la balnéation à de rares intervalles.

4° Dans deux derniers cas, qui semblent calqués l'un sur l'autre, la marche relativement bénigne de la maladie, sans température exagérée, et sans phénomènes nerveux ou cardiaques graves, offrant seulement les signes d'une « sibilance thoracique » surtout marquée aux bases, a été troublée d'une façon imprévue par l'apparition d'un foyer d'hépatisation pneumonique, avec crachats hémoptoïques dans un cas, qui a bien vite transformé l'allure générale de l'infection. Une asthénie cardiaque et une adynamie prononcées ont nécessité la suspension des bains, et l'action des toniques, des stimulants et des révulsifs est restée sans effet. En présence de ces accidents alarmants, M. Villard a prescrit une saignée de 250 gr. chez l'un, de 300 gr. chez l'autre, que l'on a fait suivre immédiatement d'une injection de 300 gr. de sérum artificiel. Nous devons à la vérité de dire que l'un des malades n'a retiré qu'un profit bien passager de cette intervention, il est mort dix heures après et l'autopsie a contrôlé les lésions pneumoniques cliniquement constatées ; la plèvre gauche contenait 900 gr. d'un liquide hémorragique ; le myocarde était dégénéré, et l'endocarde parsemé de végétations et d'ulcérations récentes.

Quand à l'autre sujet, il a été sans exagération aucune, absolument ressuscité par la saignée-transfusion, grâce à laquelle il a pu lutter, contre toute prévision, non seulement

contre son infection éberthienne, mais surtout contre ses
toxines pneumococciques et son hépatisation pulmonaire;
celle-ci a été traitée localement par les enveloppements
froids continus avec l'eau alcoolisée, — (alcool absolu et eau,
parties égales), — traitement qui tant de fois nous a donné
de si bons résultats dans le service du professeur Villard.

A côté de ces treize observations, où la transfusion saline,
seule ou associée à la saignée, a été utilisée à doses massives, comme médication d'urgence dans le but de parer à
une complication grave et imprévue, relatons 21 cas, de gra-
vités diverses et à divers stades, dans le traitement desquels
les injections sous-cutanées de petites doses d'eau salée (de
100 à 500 gr. en 24 heures) ont été appliquées en série, d'une
façon régulière concurremment avec les autres procédés
thérapeutiques : (balnéation, antiseptiques intestinaux,
toniques cardiaques etc.).

Ajoutons que l'entéroclyse (lavements froids d'eau salée)
est venue souvent compléter ou suppléer l'injection hypodermique.

Sans entrer dans les détails de ces observations qui nous
entraineraient trop loin, signalons seulement qu'en général,
quelle que soit la période de la maladie, ou la forme clinique où elles ont été pratiquées, ces injections n'ont jamais
provoqué des réactions thermiques aussi marquées que dans
les autres infections. A part un léger abattement, des sueurs
et des mictions abondantes, une accélération du pouls dont le
rythme est presque toujours devenu plus régulier, la réaction s'est faite, pour ainsi dire, à la sourdine. A l'encontre
des faits de Bosc et Vedel, jamais de nausées, de vomissements, de frissons, ni d'excitation psychique n'ont été notés.
Peut-être parce que chaque injection n'a jamais été de plus
de 300 cent. cubes.

Dans onze cas, à forme intense (séro-réaction positive),
entrés à l'hôpital du 7me au 12me jour de leur maladie, avec
un état typhoïde prononcé, adynamie et faiblesse générale
le plus souvent déjà très profondes, hyperthermie au-dessus de 39°, tension sanguine abaissée (de 13 à 11 1/2), phénomènes cardiaques parfois inquiétants ; embryocardie dans
trois cas, arythmie, pseudo-myocardite (surdité du pre-

mier bruit au foyer aortique, avec éclat du deuxième bruit) dans cinq cas; les injections répétées chaque jour, à la dose de 150 à 400 gr. en plusieurs fois, n'ont eu, en somme, aucun effet sur la température ; les malades n'ont sauté aucun de leurs bains, mais les phénomènes cardiaques et vasculaires se sont progressivement amendés, la courbe de la tension artérielle s'est sensiblement relevée, oscillant autour de 15 ; enfin, résultat le plus important, en même temps que la diurèse s'est maintenue à un taux élevé (de 1800 à 3000 gr. par 24 heures), l'état général s'est amélioré, si bien que l'infection, sans être abrégée dans sa marche, a évolué doucement vers la convalescence, qui est survenue, sans qu'aucune des complications si souvent observées chez les malades « *témoins* », c'est-à-dire, traités par les méthodes ordinaires, ait pu être constatée. Nous avons eu, dira-t-on, une série heureuse ; mais dans tous ces cas, les faits se sont trop régulièrement reproduits pour ne pas être rapportés à l'emploi de la sérothérapie artificielle.

Dans six observations, à forme moyenne, à la période des oscillations ascendantes, sans phénomènes cardiaques, et sans hypotension très marquée (de 15 à 13 1/2), les injections sous-cutanées de 200 gr., répétées matin et soir, ont enrayé définitivement en moins de cinq jours, dans quatre cas, le plateau de la courbe thermique, qui a regagné rapidement les environs de 38°. Dans les deux autres cas, cette défervescence n'a pu être maintenue que par la continuation régulière des injections, durant quatorze jours. En effet, à deux reprises, pensant que leur effet favorable serait persistant, on suspendit ces injections ; mais au bout de vingt-quatre heures, la température remonta au-dessus de 39°.

Enfin, dans quatre autres observations, à forme légère, au début de l'infection, l'abaissement thermique se produisit en trois jours, et le tracé n'a jamais atteint 39° pendant toute la durée de la maladie qui fut, en quelque sorte, uniquement combattue par les lavements salés froids, répétés matin et soir, durant quinze jours entiers.

Réflexions. — Si nous essayons d'interpréter nos résultats, nous voyons que les craintes formulées par Calmette à l'égard des injections salines hypodermiques, à doses massives, sont loin d'être confirmées par nos observations,

1° Dans les cas d'hémorragie intestinale, au cours de la dothiénentérie (cinq succès, sur six Obs.), elles demeurent, ainsi que l'ont démontré MM. Chantemesse, Weiss, Vidal, Bosc et Vedel, Trémoulet, un moyen hémostatique puissant et sûr, grâce à leur action sur les vaso-constricteurs et sur la coagulabilité du sang.

2° Dans les cas de grave intensité (2 succès sur trois cas), elles ne sont certainement pas toujours inutiles ou nuisibles, puisque elles seules nous ont permis de maîtriser les phénomènes nerveux les plus graves, qui avaient résisté aux autres tentatives thérapeutiques,

3° Quant aux doses faibles, en série, leur action bienfaisante est incontestable non seulement dans les typhoïdes légères et moyennes (Giglioli et Calvo, Calmette), mais encore dans les formes intenses de la maladie. Si elles n'ont pas ici une influence marquée sur la température, elles modifient tout au moins favorablement la marche générale de l'infection, et, pour ne parler que de leurs effets sur la tension artérielle qui, comme l'ont démontré les intéressantes recherches de MM. Alezais et François (1899) (1), subit un abaissement d'autant plus considérable que l'empoisonnement typhoïdique est plus grave, elles donnent à la courbe de la pression sanguine un coup de fouet assez puissant pour la maintenir aux environs de 14, à une période où elle oscille en général autour de 10 cent.

Enfin, la dépression cardiaque et nerveuse, ainsi que les troubles des fonctions rénales et éliminatoires, sont presque toujours heureusement modifiés, quelle que soit la gravité et le stade de l'infection éberthienne où les injections à doses faibles et repétées sont appliquées.

4° Dans les cas où l'intoxication devient de plus en plus menaçante, lorsque les émonctoires se prêtent de moins en moins aux éliminations qu'on leur demande, enfin lorsqu'une infection secondaire vient se greffer sur ces organismes qui n'ont été soutenus jusqu'alors que par les moyens ordinaires

(1) Alezais et François. *Revue de Méd.*, 10 février 1899.

le plus souvent insuffisants, on pratiquera résolument la saignée-transfusion. Nous avons ainsi réalisé des résultats inespérés dans l'urémie typhoïdique et dans les complications pneumoniques les plus graves. Ici encore, c'est à la méthode simultanée et à doses égales, que nous devons les meilleurs effets thérapeutiques.

Ajoutons, en terminant, que d'une façon générale, les diverses médications (quinine, antipyrine, naphtol, bismuth, charbon, etc...) que l'on fait ingérer par la voie digestive, ont été peu employées dans le traitement de ces fièvres typhoïdes contre lesquelles elles n'ont le plus souvent qu'une action insignifiante. Dans le but de contrôler, dans une certaine mesure, le pouvoir d'absorption de la muqueuse gastro-intestinale, quelques-uns de nos malades, chez lesquels nous avions au préalable interrogé le degré de la perméabilité rénale par l'épreuve du bleu de méthylène, ont pris un cachet de 5 centigr. de bleu: à la période du début de l'infection, les résultats ont été identiques, c'est-à-dire normaux, par les deux procédés. A la période d'état, la plupart des sujets ont éliminé le bleu pris en cachet avec un retard de deux à cinq heures et demi, et en général très pâle. — Deux fois le bleu n'a pas paru dans les urines. — Pendant la convalescence, un retard variant entre deux, six et dix heures, a été également constaté quatre fois sur six expériences.

Ces quelques faits montrent bien que, durant l'infection typhoïdique, on doit peu compter, au point de vue thérapeutique sur l'efficacité de la voie digestive; si l'on veut être sûr d'agir et agir vite, c'est à la voie intra-veineuse ou sous-cutanée que l'on devra donner la préférence (1).

Cette dernière nous semble la meilleure, si nous en jugeons par l'action rapide et bienfaisante que nous a toujours donnée l'hypodermoclyse à doses faibles et continues dans la cure des diverses dothiénentéries que nous avons observées.

III. INFECTIONS STREPTOCOCCIQUES. — 1° En tant que maladie infectieuse, l'érysipèle est en droit de donner lieu

(1) Reynaud et Olmer. *Sur la perméabilité rénale dans la fièvre typhoïde. Bulletin médical*, 1899, n° 81, p. 903.

à des accidents viscéraux qu'il crée de toutes pièces : néphrite, endocardite, méningite, complications pulmonaires, etc.....

Nous avons observé, dans le service de M. Villard, trois cas de ce genre où la méthode du lavage du sang a fait de nouveau ses preuves.

Dans deux cas, il s'agissait de femmes entrées à l'hôpital pour un érysipèle de la face sans gravité. Le traitement local (pulvérisations chaudes de sublimé) parut enrayer la marche de l'inflammation, qui commençait à régresser au quatrième jour, lorsque les phénomènes généraux qui s'étaient bornés jusque-là à un léger embarras gastrique fébrile, s'aggravèrent rapidement d'une façon un peu différente chez chacune des deux malades.

Chez l'une (Obs. CLVII), âgée de 40 ans, « ancienne professionnelle », artério-scléreuse et alcoolique, en même temps qu'une hyperthermie considérable (40°8), apparurent des accidents cardiaques inquiétants ; le cœur ne tarda pas à s'affoler et à fléchir, tandis qu'une albuminurie intense (6 gr.), se montra dans les urines de plus en plus rares. En présence de ces symptômes et de la production d'abcès multiples à la région cervicale et axillaire droites, M. Villard fit faire à la malade des injections de sérum de Marmorek à la dose de 10 centigr. par jour. Sans doute, la température fut légèrement diminuée à la suite de ces injections, mais au bout de trois jours, l'état général demeurant stationnaire, on fit une injection massive de sérum de Hayem (500 cent. cubes) qui, répétée pendant trois jours consécutifs, eut raison de tous ces troubles, bien que les systèmes cardiovasculaire et rénal aient pu faire douter des bienfaits de la méthode.

Chez l'autre (Obs. CLVIII), âgée de 26 ans, sans aucune tare viscérale, une néphrite intense (albumine 7 gr., urines rares, anasarque) vint compliquer en peu de jours la dermite qui avait envahi le cuir chevelu et la nuque, et des phénomènes urémiques s'installèrent. Une métrorragie abondante se produisit, sur ces entrefaites, qui eut certainement une influence heureuse sur l'évolution des accidents ; car, en pratiquant le même jour une injection massive d'eau salée (600 gr.), on a véritablement réalisé la désintoxication de l'organisme. Les jours suivants, une hypodermoclyse modérée (200 gr.) fut continuée et la guérison se fit en quelques jours, la malade ne conservant que ses plaques érysipélateuses en voie de desquamation et une albuminurie légère.

Enfin, chez un troisième malade (Obs. CLIX), syphilitique, artério-scléreux et emphysémateux, entré pour un érysipèle du nez, qui gagna successivement la face, l'oreille, le bras gauche et le tronc, les phénomènes généraux les plus graves surgirent après une semaine : accidents méningitiques, délire violent, congestion pulmonaire double et anurie ; nous n'avons pas hésité à pratiquer une saignée de 400 gr., accompagnée d'une dose égale de sérum salé, injecté sous la peau de l'abdomen. La situation fut transformée avec une rapidité surprenante. Toutefois la guérison fut retardée par la persistance des signes pulmonaires, qui provoquèrent à plusieurs reprises des crises de suffocation inquiétantes.

Mentionnons encore dans ce groupe, les observations qui nous ont été gracieusement communiquées par Mlle Mouren, sage-femme en chef de la Maternité. Chez six accouchées présentant tous les symptômes d'une infection puerpérale plus ou moins grave, avec température élevée, lochies fétides et purulentes, troubles organiques généralisés, l'emploi des injections salines sous-cutanées variant de 300 à 1000 gr., et de lavements de sérum froid donnés matin et soir, a permis à la plupart de ces malades de quitter la Maternité en moins de vingt jours. Les effets les plus concluants ont trait à l'abaissement de la température qui a toujours suivi l'injection. En outre, les guérisons les plus rapides se rapportent à des femmes qui ont perdu au début de leur infection de notables quantités de sang.

RÉFLEXIONS. — Ces quelques faits nous permettent de conclure que l'infection streptococcique grave est justiciable de la sérothérapie artificielle, contre laquelle le procédé de Marmorek se montre quelquefois impuissant. — Les émissions sanguines, spontanées ou provoquées, ont favorisé l'action bienfaisante des injections salines.

IV. INFECTIONS DIVERSES. — Voici le résumé de quinze observations dans le traitement desquelles nous avons encore expérimenté la valeur de la méthode saline ou de la saignée-transfusion (*Tableau* IV) :

TABLEAU IV.

NATURE DE L'INFECTION.	NOMBRE DE CAS.	INJECTIONS SALINES		SAIGNÉE-TRANSFUS.		RÉSULTATS.	
		Doses massives.	Doses faibles et répétées.	Méthode: saignée + sérum	Méthode simul-tanée.	Succès	Insuccès.
Granulie................	1	»	»	1	»	1 partiel	
Inf. Coli-Bacillaire......	1	1	»	»	»	»	1
Dysenterie grave.......	2	»	2	»	»	2	»
Scarlatine	1	»	»	»	1	1	»
Purpura à forme suraigüe.	1	1	»	»	»	»	1
Grippe grave	7	1	6	»	»	»	1
Erythème polymorphe..	1	»	1	»	»	1	»
Etat grave (indéterminé).	1	»	»	1	»	1	»

Résultats des injections salines et de la saignée-transfusion dans 15 cas d'infections diverses.

La lecture de ce tableau montre clairement que d'une manière générale, quelle que soit la nature de l'infection où elles ont été appliquées (coli-bacillose, grippe à forme typhoïde, purpura infectieux), les doses massives, variant entre 400 gr. et 800 gr., ne nous ont jamais donné que des améliorations très passagères et insignifiantes, lorsqu'elles n'ont pas été nuisibles. Le surcroît de travail qu'elles ont imposé à un cœur déjà surmené, dilaté et épuisé, à des reins déjà hypérémiés et insuffisants, a été trop intense pour permettre à ces organes de résister à l'élévation, même momentanée, de la tension artérielle après l'injection. Nous avons la conviction que la mort a été hâtée chez un malade atteint de purpura infectieux (1) (avec algidité, hypothermie (36°2) et hypotension considérable, 8, 1/2, avant de recevoir une injection de 900 gr.), qui a succombé trois heures après l'intervention au milieu des phénomènes les plus dramatiques, en

(1) Cette observation, intéressante par les complications polyviscérales et rares (méningo-myélite purulente) qui se sont greffées sur l'organisme infecté, a été publiée récemment dans un mémoire de MM. Oddo et Olmer (de Marseille), in *Arch. gén. de Méd.*, mars 1900, page 343.

TABLEAU V.

NUMÉROS D'ORDRE	NOM AGE, PROFESSION.	DATE DE L'ENTRÉE dans le SERVICE.	NATURE DE LA MALADIE.	SAIGNÉE.	INJECTION SALINE.	SAIGNÉE-TRANSFUSION.		RÉSULTATS.		DATE de la SORTIE.
						SAIGNÉE suivie d'injection.	SAIGNÉE et injection simultanées.	SUCCÈS.	INSUCCÈS.	
XLIII	J. Edouard, 31 ans, frappeur.	30 janv. 1897. Ducros, 30.	*Pneumonie gauche :* au 6e jour (phénomènes d'asystolie, chez un alcoolique), délire aigu, hyperthermie.	Saignée 300 gr.	»	»	»	Guérison rapide.	»	16 février 1897.
XLIV	S. Marius, 27 ans, chargeur.	12 av. 1898. Ducros, 22.	*Broncho-pneumonie double :* Dyspnée intense chez un artério-scléreux, alcoolique, très vigoureux.	Saignée 350 gr. à 2 reprises.	»	»	»	Amélioration passagère	Mort.	26 avril 1898.
XLV	L. Reine, 60 ans.	17 janv. 1898. Ste-Elisabeth 3.	*Pneumonie du sommet droit :* au 5e jour, état adynamique prononcé.	Saignée 300 gr.	»	»	»	Guérison.	»	11 mars 1898.
XLVI	B. Jean, 68 ans, journalier.	23 juil. 1898. Ducros, 9.	*Pneumonie lobaire gauche :* au 7e jour. Ant. syphilis, alcoolisme, artério-sclérose.	Saignée 300 gr.	»	»	»	Succès partiel.	Mort.	8 sept. 1898.
XLVII	D. Barthélemy, 58 ans, marin.	Ducros, 23.	*Pneumonie du sommet gauche :* entré le 26 juillet en hyposystolie, ancien emphysémateux et paludéen. Ressentit brusquement, un mois après, un point pneumonique qui entraîna une nouvelle crise d'asystolie très grave.	Saignée 250 gr. à 2 reprises	»	»	»		Aucun résultat. Mort.	26 mai 1899.

TROISIÈME GROUPE (Infections).

XLVIII	B. Auguste, 36 ans, marin.	22 mai 1899. Ducros, 2.	*Pneumonie de la base gauche :* au 10e jour, alcoolique, état infectieux grave, dyspnée intense, amélioré pendant 24 heures par la saignée.	Saignée 300 g.	»	»	»	Amélioration passagère	Mort.	26 mai 1899.
XLIX	X..., 43 ans, chanteur ambul.	11 fév. 1898. Ducros, 7.	*Broncho-pneumonie à forme typhoïde :*	»	Inj. mas. 600 g. à 2 reprises.	»	»	Guérison assez rapide.	»	20 mars 1898.
L	B. Marguerite, 21 ans, fille soumise.	25 fév. 1898. Ste-Elisabeth 8.	*Broncho-pneumonie double :* état typhoïde grave (cette malade a reçu 8 litres d'eau salée en 12 jours).	»	12 inj. massives de 400 à 800 g.	»	»	Amélioration passagère	Mort.	11 mars 1899.
LI	C. Antoine, 54 ans, chaudronnier.	4 mars 1898. Ducros, 29.	*Pneumonie du sommet :* forme infectante à la période agonique (alcoolisme, artério-sclérose).	»	3 inj. massives de 500 à 700 g.	»	»	Amélioration passagère	Mort.	15 mars 1898.
LII	P. Victor, 38 ans, journalier.	5 mai 1899. Ducros, 21.	*Broncho-pneumonie suppurée :* hépatisation grise et myocardite constatées à l'autopsie (alcoolique, delirium tremens).	»	Injection massive, 500 gr.	»	»	»	Aucun résultat. Mort.	13 mai 1899.
LIII	P. Jules, 40 ans, mécanicien.	24 juill. 1898.	*Pneumonie double, forme typhoïde.*	»	3 inj. mas. de 500 gr.	»	»	Amélior. passagère	Mort.	27 juillet 1898.
LIV	P. Xavier, 18 ans, plombier.	6 octob. 1898. Ducros, 29.	*Broncho-pneumonie infectante :* délire aigu, hyperthermie, etc...	»	Injection massive, 500 gr.	»	»	Guérison rapide.	»	15 déc. 1898.
LV	S. Paul, 55 ans, journalier.	9 nov. 1898. Ducros, 9.	*Pneumonie adynamique :* hypotension, oligurie, etc...	»	Inj. 150 g. par jour.	»	»	Guérison rapide.	»	21 nov. 1898.

TROISIÈME GROUPE (Infections).

NUMÉROS D'ORDRE.	NOM AGE, PROFESSION.	DATE DE L'ENTRÉE dans le SERVICE.	NATURE DE LA MALADIE.	SAIGNÉE.	INJECTION SALINE.	SAIGNÉE-TRANSFUSION.		RÉSULTATS.		DATE de la SORTIE.
						SAIGNÉE suivie d'injection.	SAIGNÉE et injection simultanées.	SUCCÈS.	INSUCCÈS.	
LVI	B. Albin, 28 ans, employé.	5 déc. 1898. Ducros, 25.	*Pneumonie massive droite :* méningite, délire, coma.	»	Inj. mas. 600 gr.	»	»	»	Mort.	19 déc. 1898.
LVII	P. Louise, 69 ans, ménagère.	12 déc. 1898. Ste-Elisabeth 9.	*Broncho-pneumonie grippale :* forme typhoïde grave.	»	Inj. mas. 700 gr.	»	»	Guérison très rapide.	»	30 déc. 1898.
LVIII	G. Louis, 18 ans, garçon de café.	15 déc. 1898. Ducros, 28.	*Pneumonie double :* hépatisation grise, alcoolisme, délire suraigu, auto-intoxication grave.	»	Inj. mas. 600 gr.	»	»	»	Sans résultat. Mort.	19 déc. 1898.
LIX	P. Charles, 63 ans, pêcheur.	29 déc. 1898. Ducros, 18.	*Pneumonie base droite infectieuse :* ataxo-adynamie.	»	2 inj. mas. 600 gr.	»	»	Guérison rapide.	»	19 janv. 1899.
LX	M. Pierre, 66 ans, journalier.	30 janv. 1899. Ducros, 16.	*Pneumonie :* ataxo-adynamie, subictère, artério-sclérose, emphysème.	»	Inj. 150 g. par jour et lav. salés.	»	»	Guérison rapide.	»	15 fév. 1899.
LXI	B. François, 47 ans, charbonnier.	21 mars 1899. Ducros, 14.	*Broncho-pneumonie double* (très grave) : adynamie extrême, méningisme, hypotension : 10, après injection massive, 11 1/2.	»	Injection massive 700 gr.	»	»	»	Sans résultat. Mort.	22 mars 1899.

TROISIÈME GROUPE **(Infections)** (*Suite*).

LXII	B. Cheafredo, 49 ans, terrassier.	20 av. 1899. Ducros, 26.	*Pneumonie lobaire droite :* adynamie extrême, insuffisance urinaire.	»	Inj.150 cc. par jour et lav. salés froids.	»	»	Guérison surprenante.	»	25 mai 1899.
LXIII	C. Henri, 20 ans, charron.	6 janv. 1897. Ducros, 17.	*Pneumonie droite :* adynamie.	»	"	Saig. 250 g. + inj. 300 g. à 2 reprises.	»	Guérison rapide.	»	30 janv. 1897.
LXIV	N. Victor, 52 ans, journalier.	16 janv. 1897. Ducros, 30.	*Broncho-pneumonie :* état asphyxique prononcé, délire. Ant. : artério-sclérose, alcoolisme.	»	»	Saig. 300 g. + inj. 400 g. à 2 reprises.	»	Guérison.	»	7 février 1897.
LXV	M. Hamed, 33 ans, journalier.	18 janv. 1897. Ducros, 11.	*Pneumonie du sommet droit :* dyspnée intense, ataxo-adynamie.	»	»	Saig. 250 g. inj. 300 g. à 2 reprises.	»	Guérison.	»	17 février 1897.
LXVI	C. Amélie, 20 ans, tailleuse.	24 janv. 1897. Ste-Elisabeth 4.	*Pneumonie double :* état asphyxique prononcé.	»	»	Saig. 250 g. inj. 400 g.	»	Guérison.	»	18 février 1897.
LXVII	A. Michel, 47 ans, marin.	31 janv. 1897. Ducros, 4.	*Pneumonie lobaire gauche :* état typhoïde grave.	»	»	Saig. 300 g. inj. 500 g.	»	Guérison.	»	18 février 1897.
LXVIII	M. Etienne, 31 ans, journalier.	25 janv. 1897. Ducros, 17.	*Pneumonie double:* dyspnée intense, délire violent. Alcoolique ; hépatisation grise constatée à l'autopsie.	»	»	»	Saignée et sérum = 500 gr.	Survie de 4 jours.	Décès.	29 janvier 1897.

TROISIÈME GROUPE (Infections).

| NUMÉROS D'ORDRE. | NOM AGE, PROFESSION. | DATE DE L'ENTRÉE dans LE SERVICE. | NATURE DE LA MALADIE. | SAIGNÉE. | INJECTION SALINE. | SAIGNÉE-TRANSFUSION. | | RÉSULTATS. | | DATE de la SORTIE. |
						SAIGNÉE suivie d'injection.	SAIGNÉE et injection simultanées.	SUCCÈS.	INSUCCÈS.	
LXIX	J. Jean, 40 ans, journalier.	8 fév. 1897. Ducros, 13.	*Pneumonie du sommet gauche :* accidents méningitiques, état typhoïde, alcoolique (artério-scléreux).	»	»	Saignée 300 gr. Inj. 350 g.	»	Guérison.	»	18 mars 1897.
LXX	G. Nicolas, 45 ans, journalier.	9 fév. 1897. Ducros, 11.	*Broncho-pneumonie,* état désespéré, asphyxie imminente (au 12e jour).	»	»	»	Saignée et inject. 400 gr.	Guérison.	»	23 mars 1897.
LXXI	B. Jean, 71 ans, herboriste.	7 mars 1897. Ducros, 25.	*Pneumonie double :* hypothermie, état ataxo-adynamique très grave.	»	»	»	Saig. et inj. 350 gr. à 2 reprises.	Guérison.	»	29 mars 1897.
LXXII	C. André, 23 ans, cordonnier.	28 mars 1897. Ducros, 11.	*Broncho-pneumonie grippale :* alcoolisme, état typhoïde très prononcé ; en agonie lors de la 1re intervention.	»	»	»	Saig. et inj. 300 gr. 4 jours après aprv. interv.	Guérison surprenante.	»	7 mai 1897.
LXXIII	B. Thérèse, 57 ans, journalière.	19 mars 1897. Ste-Elisabeth 11.	*Broncho-pneumonie double :* état très grave, asphyxie imminente; tension, 9 1/2.	»	»	»	Saignée et inject. 400 gr.	Guérison inespérée.	»	12 avril 1897.
LXXIV	P. François, 58 ans, chauffeur.	26 avril 1897. Ducros, 4.	*Pneumonie gauche :* dyspnée (R. 70), adynamie, artério-sclérose.	»	»	»	Saignée et inject. 450 gr.	Guérison.	»	27 mai 1897.

TROISIÈME GROUPE **(Infections).** *(Suite).*

LXXV	V. Louise, 22 ans, fille soumise.	11 mai 1897. Ste-Elisabeth 3.	*Broncho-pneumonie gauche :* délire alcoolique, accidents méningiformes, néphrite intense. Alb., 6 gr.	»	»	Saignée 250 gr. Inj. 300 g.	»	Guérison.	»	3 juin 1897.
LXXVI	C. Nicolas, 31 ans, journalier.	26 mai 1897. Ducros, 16.	*Pneumonie lobaire droite :* dyspnée extrême, alcoolique, hyperthermie persistante au 12e jour.	»	»	Saignée 200 gr. Inj. 350 g.	»	Guérison rapide.	»	15 juin 1897.
LXXVII	X..., 20 ans, charron.	5 janv. 1898. Ducros, 17.	*Pneumonie du sommet droit :* délire violent, individu très vigoureux.	»	»	Saignée 250 gr. Inj. 350 g.	»	Guérison très rapide.	»	31 janvier 1898.
LXXVIII	X...., 25 ans, charbonnier.	16 janv. 1898. Ducros, 11.	*Pneumonie gauche :* ataxo-adynamie profonde. Ant.: paludisme, syphilis, alcoolisme.	»	»	Saignée 350 gr. Inj. 400 g.	»	Guérison.	»	9 février 1898.
LXXIX	S. Joseph, 19 ans, charron.	11 fév. 1898. Ducros, 27.	*Broncho-pneumonie grippale :* état infectieux.	»	»	Saignée 200 gr. Inj. 300 g.	»	Guérison rapide.	»	22 février 1898.
LXXX	P. Jean-Bapt. 48 ans, chanteur amb.	11 fév. 1898. Ducros, 17.	*Pneumonie du sommet droit :* ..: adynamique extrême, en agonie à son entrée à l'hôpital.	»	»	»	Saignée et inject. 400 gr.	Guérison inespérée.	»	17 mars 1898.
LXXXI	A. Giovani, 48 ans, journalier.	27 fév. 1898. Ducros, 21.	Entré avec *Pneumonie du sommet droit,* en résolution : 20 jours après, nouveau foyer d'hépatisation qui entraîne rapidement les phénomènes les plus graves, asphyxie imminente (hépatisation grise).	»	»	»	Saignée et inject. 400 gr.	Amélioration passagère.	Mort.	22 mars 1898.
LXXXII	M. Ursule, 60 ans, sans profession.	28 fév. 1898. Ste-Elisabeth 11.	*Broncho-pneumonie :* état asphyxique très grave.	»	»	»	Saignée et inject. 300 gr.	Guérison	»	2 avril 1898.

TROISIÈME GROUPE. — (Infections)

NUMÉROS D'ORDRE.	NOM AGE, PROFESSION.	DATE DE L'ENTRÉE dans LE SERVICE.	NATURE DE LA MALADIE	SAIGNÉE.	INJECTION SALINE.	SAIGNÉE-TRANSFUSION.		RÉSULTATS.		DATE de la SORTIE.
						SAIGNÉE suivie d'injection.	SAIGNÉE et injection simultanées.	SUCCÈS.	INSUCCÈS.	
LXXXIII	F. Marie, 68 ans, revendeuse.	29 mars 1898. Ste-Elisabeth 12.	*Pneumonie double : état d'a-*dynamie extrème.	»	»	»	Saignée et inject. 350 gr.	Guérison rapide.	»	20 avril 1898.
LXXXIV	G. Jean-Bapt. 56 ans, journalier.	3 mars 1898. Ducros, 28.	*Pneumonie du sommet gau-che : asystolie, phénomènes* urémiques.	»	»	Saig. 250 g. Inj. 500 gr. à 2 reprises.		Guérison.	»	1er avril 1898.
LXXXV	P. Marie, 40 ans, domestique.	28 juin 1898. Ste-Elisabeth 2.	*Pneumonie grippale :* état infectieux prononcé.	»	»	Saignée 200 gr. Inj. 350 g.	»	Guérison.	»	31 juillet 1898.
LXXXVI	R. Joseph, 54 ans, mineur.	9 mai 1898. Ducros, 30.	*Pneumonie double :* adyna-mique.	»	»	Saignée 150 gr. Inj. 250 g.	»	Guérison rapide.	»	8 juin 1898.
LXXXVII	R. Marius, 37 ans, journalier.	19 mai 1898. Ducros, 5.	*Congestion broncho-pulmo-naire intense :* asystolie.	»	»	Saignée 300 gr. Inj. 350 g.	»	Guérison.	»	15 juin 1898.
LXXXVIII	B. Georges. 25 ans, marin.	24 mai 1898. Ducros, 12.	*Broncho-pneumonie :* délire aigu, hémoptysie abondante.	»	»	Saignée 150 gr. Inj. 300 g.	»	Guérison.	»	15 juin 1898.
LXXXIX	R. Emilie, 42 ans, domestique.	2 juin 1898. Ste-Elisabeth 2.	*Pneumonie du sommet droit:* dyspnée, asphyxie imminente.	»	»	Saig. 200 g. Inj. 350 gr. à 2 reprises.	»	Guérison lente.	»	29 juin 1898.

TROISIÈME GROUPE (**Infections**).

XC	R. Fortuné, 19 ans.	10 juill. 1898. Ducros, 30.	*Pneumonie du sommet gauche : état typhoïde. Délire, anasarque, albumine, oligurie.*	»	»	»	Saignée et inject. 300 gr.	Guérison rapide et surprenante.	»	21 août 1898.
XCI	V. Francisco, 43 ans, journalier.	10 juill. 1898. Ducros, 29.	*Broncho-pneumonie double :* alcoolique, asystolie.	»	»	«	Saignée et inject. 400 gr.	Guérison inespérée.	»	août.
XCII	T. Jean, 27 ans, peintre. (Dû à M. Chailan, Interne des Hôpitaux).	13 juill. 1898. Aillaud, 25.	*Pneumonie double* chez un saturnin, symptômes asphyxiques menaçants.	»	»	Saignée 250 gr. Inj. 300 g. à 2 reprises.	»	Guérison rapide.	»	5 août 1898.
XCIII	B. Théophile, 40 ans, journalier.	2 août 1892. Ducros, 32.	*Broncho-pneumonie droite* très adynamique, état désespéré ; alcoolisme, artério-sclérose.	»	»	»	Saignée et inject. 400 gr.	Guérison inespérée.	»	25 août 1898.
XCIV	V. Hugues, 43 ans, journalier.	14 nov. 1898. Ducros, 2.	*Broncho-pneumonie droite :* délire aigu, méningite.	»	»	Saignée 250 gr. Inj. 300 g.	»	Guérison rapide.	»	3 décemb. 1898.
XCV	A. Julie, 25 ans, fille soumise.	19 déc. 1898. Ste-Elisabeth, 5.	*Congestion pulmonaire grippale :* ataxo-adynamie grave (hypotension : T=10).	»	»	»	Saignée et inject. 350 gr.	Guérison rapide.	»	30 janvier 1899.
XCVI	P. Charles, 62 ans, pêcheur.	29 déc. 1898. Ducros, 18.	*Pneumonie droite* au quatrième jour, chez un emphysémateux, asystolie.	»	»	Saignée 350 gr. Inj. 400 g.	»	Guérison.	»	19 janvier 1899.
XCVII	S. François, 32 ans, terrassier.	29 déc. 1898. Ducros, 21.	*Broncho-pneumonie grippale:* état infectieux très grave ; dans le coma au moment de l'intervention.	»	Injection préalable, 150 cc.	»	Saignée et inject. 350 gr.	Survie de 6 jours.	Décès.	24 janvier 1899.

TROISIÈME GROUPE (Infections).

NUMÉROS D'ORDRE.	NOM AGE, PROFESSION.	DATE DE L'ENTRÉE dans LE SERVICE.	NATURE DE LA MALADIE.	SAIGNÉE.	INJECTION SALINE.	SAIGNÉE-TRANSFUSION.		RÉSULTATS.		DATE de la SORTIE.
						SAIGNÉE suivie d'injection.	SAIGNÉE et injection simultanées.	SUCCÈS.	INSUCCÈS.	
XCVIII	C. Jean, 65 ans, jardinier.	2 janvier 1899. Ducros, 1.	*Pneumonie lobaire gauche :* adynamie, artério – sclérose. ramollissement cérébral.	»	»	Saignée 300 gr. Inj. 350 g.	»	Guérison	»	25 janvier 1899.
XCIX	B. Emile, 19 ans, garçon de café.	17 janvier 1899. Ducros, 9.	*Pneumonie du sommet droit :* forme typhoïde grave, alcoolisme déjà ancien (!), tremblement, artério-sclérose ; état désespéré au moment de l'intervention.	»	»	Saignée 300 gr. Injection 350 gr. à deux reprises.	»	Survie de 5 jours.	Décès.	23 janvier 1899.
C	A. Dominique, 29 ans, journalier.	20 janvier 1899. Ducros, 18.	*Broncho-pneumonie gauche :* entré au 9e jour avec hyperthermie, dyspnée extrême (R. 95), état asphyxique menaçant.	»	Injection préalable, 150 cc.	»	Saignée 400 gr. Inj. 400 g.	Survie de 4 jours.	Décès.	25 février 1899.
CI	A. Gabriel, 46 ans, cocher.	29 janvier 1899. Ducros, 4.	*Broncho-pneumonie double,* chez un alcoolique.	»	»	Saignée 250 gr. Inj. 300 g.	»	Guérison rapide.	»	27 février 1899.
CII	P. Marius, 34 ans, charretier.	30 janvier 1899. Ducros, 19.	*Pneumonie du sommet droit.* — Envoyé par le Dr Cassoute dans un état agonisant ; convalescence très lente.	»	Injection préalable, 150 cc.	»	Saignée 300 gr. Inj. 300 g. à 2 reprises.	Guérison inespérée.	»	2 mars 1899.

TROISIÈME GROUPE (**Infections**) (*Suite*).

CIII	O. Marie, 43 ans, journalier.	6 février 1899. Ste-Elisabeth	*Broncho-pneumonie grippale :* foyer d'hépatisation au sommet droit, traité par le créosotal à haute dose. Trois jours après, phénomènes d'intoxication, délire, T. = 41,2, oligurie, ne crache plus ; c'est alors qu'on applique le traitement.	»	»	»	Saignée et injection 350 gr.	Guérison rapide.	»	29 février 1899.
CIV	L'H... Marianne, 28 ans, ménagère.	19 février 1899. Ste-Elisabeth 4.	*Broncho-pneumonie droite :* état ataxo-adynamique très prononcé au 4e jour, absolument jugulé par le trait., toutefois les signes pulmonaires se résorbent avec lenteur.	»	»	»	Saignée et injection 400 gr.	Guérison.	»	30 mars 1899.
CV	J. Eugène, 47 ans, terrassier.	20 février 1899. Ducros, 3.	*Pneumonie du sommet droit :* état typhoïde, hépatisation grise constatée à l'autopsie ; ancien cardiaque : insuffisance aortique.	»	Injection préalable, 150 cc.	»	Saignée et injection 300 gr.	Amélioration passagère	Décès.	23 février 1899.
CVI	A. Joseph, 38 ans, maçon.	2 mars 1899. Ducros, 19.	*Broncho-pneumonie double :* forme typhoïde très grave, ictère très prononcé, hépatisation grise constatée à l'autopsie.	»	»	Saignée 350 gr. Inj. 400 g.	»	Amélioration insignifiante.	Décès.	5 mars 1899.
CVII	L. Pietro, 39 ans, terrassier.	24 mars 1899. Ducros, 21.	*Pneumonie gauche :* dyspnée intense, phénomènes asphyxiques. Au 3e jour, défervescence définitive 24 heures après le trait.; état local a évolué rapidement.	»	»	Saignée 350 gr. Inj. 400 g.	»	Guérison rapide.	»	16 avril 1899.
CVIII	T. Louis, 35 ans, journalier.	24 mars 1894. Ducros, 5.	*Broncho-pneumonie du sommet droit :* aspect très infectieux, signes de péricardite sèche, dyspnée intense.	»	»	Saignée 300 gr. Inj. 400 g.	»	Guérison.	»	24 avril 1800.

TROISIÈME GROUPE (Infections).

NUMÉROS D'ORDRE.	NOM AGE, PROFESSION.	DATE DE L'ENTRÉE dans le SERVICE.	NATURE DE LA MALADIE.	SAIGNÉE.	INJECTION SALINE.	SAIGNÉE-TRANSFUSION.		RÉSULTATS.		DATE de la SORTIE.
						SAIGNÉE suivie d'injection.	SAIGNÉE et injection simultanée.	SUCCÈS.	INSUCCÈS.	
CIX	L. Alexandre, 45 ans, journalier.	17 avr. 1899. Ducros, 10.	*Pneumonie étendue à tout le poumon droit :* dyspnée, asystolie au 7ᵉ jour.	»	»	Saignée 250 gr. Inj. 350 g.	»	Guérison lente.	»	Mai 1899.
CX	C. Adrien, 39 ans, commission».	6 avr. 1899. Ducros, 8.	*Pneumonie du sommet droit* chez un emphysémateux, asystolie.	»	»	Saignée 250 gr. Inj. 300 g.	»	Guérison rapide.	»	»
CXI	B. Pierre, 56 ans, marchand amb.	23 avr. 1899. Ducros, 21.	*Pneumonie double :* état absolument désespéré à son entrée (Obs. détaillée au cours de ce travail).	»	D'abord Injection 150 cc.		Saignée et Injection de 400 gram. en 3 reprises.	Survie inespérée de 10 jours.	Décès.	3 Mai 1899.
CXII	M. Maurice, 19 ans, garçon de café.	25 avr. 1899. Ducros, 27.	*Pneumonie du sommet droit :* délire alcoolique, dyspnée intense.	»	»	Saignée 250 gr. Inj. 400 gr.	»	Guérison.	•	19 Mai 1899.
CXIII	F. Denis, 25 ans, peintre.	27 avril 1899. Ducros, 31.	*Pneumonie double :* au 3ᵉ jour, état typhoïde grave, albuminurie abondante, 7 gr. Ant. saturnisme ancien.	»	»	Saignée 300 gr. Injection 450 gr.	»	Guérison rapide.	»	17 mai 1899.

TROISIÈME GROUPE (**Infections**) (*Suite*).

CXIV	D. Marie, 37 ans, ménagère.	15 mai 1899. Ste-Elisabeth	*Broncho-pneumonie grippale :* sans phénomènes généraux très graves à son entrée, l'application d'un large vésicatoire détermine en moins de 48 heures des phénomènes d'intoxication cantharidienne, albuminurie 5gr., anurie, œdème des membres inférieurs, dyspnée extrême (K.72), auto-intoxication urémique ; c'est alors qu'on applique avec succès le traitement de la saignée-transfusion.	»	»	Saignée 400 g. Injection 450 g. Les jours suivants injection 450 g. Lavements salés.	»	Guérison.	»	10 juin 1899.
CXV	B. Jacques, 65 ans, charretier.	18 mai 1899. Ducros, 28.	*Pneumonie lobaire droite :* délire alcoolique violent, artério-sclérose.	»	»	Saig. 250 g. Inj. 350 g.	»	Guérison rapide.	»	3 juin 1899.
CXVI	B. Victor, 59 ans, charretier.	4 juin 1899. Ducros, 33.	*Pneumonie du sommet droit :* adynamie profonde, résolution très lente, alcoolisme, syphilis, artério-sclérose.	»	»	Saig. 250. Inj. 300.	»	Guérison.	«	29 juin 1899.
CXVII	V. Louis, 58 ans, maçon.	12 juin 1899. Ducros, 29.	*Pneumonie lobaire droite :* délire alcoolique, dyspnée intense, asystolie.	»	»	Saig. 300 g. Inj. 350 g.	»	Amélioration passagère	Décès.	18 juin 1899.
CXVIII	S. John, 33 ans, marin.	22 juin 1899.	*Broncho-pneumonie double,* très grave au 4e jour, suffocation extrême, asphyxie imminente, état infectieux alarmant, véritablement enrayé par la saignée-transfusion. 4 jours après albuminurie abondante (5 gr.), symptômes urémiques. Nouvelle intervention, convalescence très lente, cœur arythmique.	»	»	Saig. 250. Inj. 300 à 2 reprises. — Inj. faible 150 cc. les jours suivants.	»	Guérison.	»	31 juillet 1899.

TROISIÈME GROUPE (Infections).

NUMÉROS D'ORDRE	NOM AGE, PROFESSION	DATE DE L'ENTRÉE dans le SERVICE.	NATURE DE LA MALADIE.	SAIGNÉE.	INJECTION SALINE.	SAIGNÉE-TRANSFUSION. SAIGNÉE suivie d'injection.	SAIGNÉE et injection simultanées.	RÉSULTATS. SUCCÈS.	INSUCCÈS.	DATE de la SORTIE.
CXIX	S. Adrien, 54 ans, commission^{re}.	28 juin 1899. St-Joseph, 8.	*Pneumonie droite :* adynamie subdélire, expectoration purulente.	»	»	Vent. scar.== 200 g. Inj. 250 g. — Inj. 130 cc. les jours suivants.	»	Guérison.	»	24 juillet 1890.
CXX	D... 46 ans, journalier. (Due à M. Olmer, Int. des hôp).	6 juillet 1899. Ducros, 8.	*Pneumonie lobaire gauche :* aspect asphyxique à son entrée, état adynamique (alb. 0.40 cent.).	»	Injection préalable 150 cc.	»	Saignée et injection 350 g.	Guérison très rapide.	»	28 juillet 1890.
CXXI	G. Frédérischi, 34 ans, journalier.	25 sept. 1899. Saint-Joseph, 19.	*Pneumonie du sommet droit :* au 12e jour, hyperthermie, état infectieux assez grave.	»	»	Saig. 250 g. Injec. 500 g. Inj. 150 cc. les jours suiv.	»	Guérison.	»	28 octobre 1899.
CXXII	B. Pierre, 42 ans, journalier.	27 sept. 1899. St-Joseph, 18.	*Pneumonie du sommet droit :* chez un artério-scléreux, emphysémateux, entré dans la nuit. Au 4e jour de sa maladie, en état d'asphyxie imminente (R. 82), les phénomènes locaux et généraux se sont amendés avec une rapidité surprenante.	»	»	»	Saig. 250 g. Inj. 350 g. — Injec. 130 cc. les jours suivants.	Guérison très rapide.	»	6 octobre 1899.

TROISIÈME GROUPE (**Infections**) (*Suite*).

CXXIII	D. Elisa, 24 ans, domestique.	4 juillet 1898, Ste-Elisabeth, 4.	*Fièvre typhoïde* : entérorragie abondante.	»	Inj. 900 g en 24 heures.	»	»	Succès.	»	21 août 1898.
CXXIV	M. Louise, 36 ans, S. P.	24 mai 1897, Salle nouv. 15.	*Fièvre typhoïde* : entérorragie intense (se reproduit 6 jours après), à l'autopsie : perforation intestinale, péritonite généralisée.	»	Injection 1200 g. en 24 heures.	»	»	Succès partiel.	Décès.	2 juin 1897.
CXXV	P. Marie, 22 ans, couturière.	3 juin 1897, Salle nouv. 15.	*Fièvre typhoïde* : entérorragie persistante.	»	Inj. 1000 g. en 24 heures.	»	»	Guérison.	»	Juillet 1897.
CXXVI	G..., 38 ans, journalier.	28 juil. 1898, Ducros, 3.	*Fièvre typhoïde* : hémorragie nasale et intestinale intense.	»	Inj. 900 g. en 24 heures.	»	»	Guérison.	»	11 Sept. 1898.
CXXVII	B. Victoria, 55 ans.	5 mai 1897, St-Elisabeth, 8.	*Fièvre typhoïde* : entérorragie très abondante.	»	Inj. 1200 g. en 24 heures.	»	»	Guérison.	»	28 juin 1898.
CXXVIII	P. Xavier, 18 ans, plombier.	6 octob. 1898, Ducros.	*Doth.* : hémorragie intense.	»	Inj. 1000 g. en 56 heures.	»	»	Guérison.	»	19 déc. 1898.
CXXIX	H. Gaston, 24 ans, journaliste.	26 janv. 1899, Ducros, 5.	*Doth.* : ataxie, accidents méningiformes, délire violent, hyperthermie excessive.	»	Inj. 1100 g. en 48 heures.	»	»	Guérison.	Guérison.	16 mars 1899.
CXXX	B. Carlo, 28 ans, journalier.	18 juil. 1898, Ducros, 29.	*Doth.* : méningite, convulsions, délire intense.	»	Inj. 1000 g. en 56 heures.	»	»	Guérison.	Guérison.	3 sept. 1898.
XXXI	P. Pelissero, 19 ans, journalier.	6 juillet 1898, Ducros, 3.	*Doth.* : accidents cérébraux très graves, coma au moment de l'injection.	»	Inj. 600 g.	»	»	»	Mort.	15 juillet 1897.

TROISIÈME GROUPE (**Infections**).

| NUMÉROS D'ORDRE. | NOM AGE, PROFESSION. | DATE DE L'ENTRÉE dans LE SERVICE. | NATURE DE LA MALADIE. | SAIGNÉE. | INJECTION SALINE. | SAIGNÉE-TRANSFUSION. | | RÉSULTATS | | DATE de la SORTIE. |
						SAIGNÉE suivie d'injection	SAIGNÉE et injection simultanées.	SUCCÈS.	INSUCCÈS.	
CXXXII	F. Giovani, 40 ans, journalier.	5 juillet 1898. Ducros, 4.	*Doth.* : Phénomènes urémiques, œdème pulmonaire.	»	»	»	Saignée et inject. 350 gr.	Guérison.	»	30 août 1898.
CXXXIII	V. Joseph, 30 ans, charretier.	20 juin 1898. Ducros, 6	*Doth.* — Phénomènes urémiques graves.	»	»	»	Saignée et inject. 350 gr.	Succès rapide.	»	30 juillet 1898.
CXXXIV	M. Frédéric, 23 ans, journalier.	16 avril 1899. Ducros, 25.	*Doth.* — Au 2ᵉ septenaire, apparition d'une pneumonie du sommet gauche. Autopsie : pleurésie hémorragique gauche, endo-myocardite.	»	»	Saignée 250 gr. inj. 300 g.	»	»	Décès.	5 mai 1899.
CXXXV	X..., 32 ans, Gard. de la paix.	6 mai 1897. Ducros, 14.	*Doth.* — Forme moyenne. Le 15ᵉ jour apparition d'une pneumonie avec phénomènes locaux et généraux tr. graves.	»	»	Saignée 300 gr. inj. 300 g.	»	Guérison rapide.	»	28 février 1899.
CXXXVI	P. Marie, 18 ans, domestique.	31 mai 1897- salle nouvelle 19.	*Doth.* — Forme adynamique, hyperthermie excessive.	»	Injection 300 gr. par jour.	»	»	Guérison.	»	29 juin 1897.
CXXXVII	D. Marie, 29 ans, domestique.	6 mai 1897. Ste-Elisabeth. 6.	*Doth.* — Ataxo-adynamie, accidents cardiaques, embryocardie.	»	Injection 400 gr. par jour.	»	»	Guérison.	»	10 juillet 1897.

TROISIÈME GROUPE (**Infections**) (*Suite*).

CXXXVIII	G. Elisa, 18 ans. domestique.	28 avril 1899. Ste-Elisabeth 7.	*Doth.* — Etat typhoïde très prononcé, phlébite, abcès à la cuisse. (Convalescence longue).	»	Injection 250 gr. par jour.	»	»	Guérison.	»	20 juillet 1899.
CXXXIX	F. Léonie, 18 ans, domestique.	3 mai 1897. salle nouvelle 17.	*Doth.* — Adynamie profonde ; pseudo-myocardite hyperthermie persistante.	»	Injection 200 g. par jour.	»	»	Guérison.	»	29 juillet 1897.
CXL	B. Marguerite, 20 ans, tailleuse.	24 mai 1897. salle nouvelle 20.	*Doth.* — Ataxo-adynamie embryocardie.	»	Injection 150 gr. par jour.	»	»	Guérison.	»	Juin 1897.
CXLI	S... 19 ans, journalier.	9 mai 1897. Ducros, 11.	*Doth.* — Etat typhoïde intense ; troubles cardiaques et urinaires.	»	Injection 300 gr. par jour.	»	»	Guérison.	»	24 juin. 1897.
CXLII	L. Louise, 21 ans, cuisinière.	7 mai 1897. Ste-Elisabeth 4.	*Doth.* — Adynamie profonde, hypotension très marquée. (T. 12-10).	»	Injection 300 gr. par jour.	»	»	Guérison.	»	15 juillet 1897.
CXLIII	P..., 23 ans, journalier.	16 mai. Ducros, 13.	*Doth.* — Subdélire, hyperthermie, pseudo-myocardite.	»	Injection 250 gr. par jour	»	»	Guérison.	»	27 juin.
CXLIV	B. Giovani, 17 ans. cordonnier.	14 juil. 1898. Ducros, 5.	*Doth.* — Troubles nerveux et cardiaques intenses.	»	Inj. 300 g. répétées.	»	»	Guérison.	»	20 août 1898.
CX LV	G. Angèle, 18 ans, domestique.	8 mai 1897. Ste-Elisabeth 10.	*Doth.* — Ataxo-adynamie prononcée; convalescence très rapide.	»	Inj. 250 g. répétées.	»	»	Guérison.	»	3 juin 1897.
CXLVI	L. Auguste, peintre.	11 août 1898. Ducros, 31.	*Doth.* — Etat infectieux grave ; embryocardie, oligurie.	»	Inj. 300 g. répétées.	»	»	Guérison rapide.	»	7 sept. 1898.

TROISIÈME GROUPE (Infections).

NUMÉROS D'ORDRE.	NOM AGE, PROFESSION.	DATE DE L'ENTRÉE dans LE SERVICE.	NATURE DE LA MALADIE.	SAIGNÉE.	INJECTION SALINE.	SAIGNÉE-TRANSFUSION.		RÉSULTATS.		DATE de la SORTIE.
						SAIGNÉE suivie d'injection.	SAIGNÉE et injection simultanées.	SUCCÈS.	INSUCCÈS.	
CXLVII	A. Louis, 21 ans, garçon de café.	18 août 1898. Ducros, 6.	*Doth.* — Adynamie profonde, hyperthermie.	»	Inj. 200 g. répétées. Entéroclyse.	»	»	Guérison rapide.	»	20 sept. 1898.
CXLVIII	B. Marrizio, 20 ans, journalier.	3 nov. 1898. Ducros, 7.	*Doth.* — Forme adynamique; convalescence très rapide.	»	Inj. 200 g. répétées.	»	»	Guérison	»	20 déc. 1898.
CXLIX	P. Georges, 20 ans, cuisinier.	17 nov. 1898. Ducros, 5.	*Doth.* — Forme adynamique.	»	Inj. 200 g. répétées.	»	»	Guérison rapide.	»	31 déc. 1898.
CL	P. Marie, 23 ans, repasseuse.	26 mai 1897. salle nouvelle, 23.	*Doth.* — Forme adynamique.	»	Inj. 200 g. Entéroclyse répétée.	»	»	Guérison rapide.	»	20 juin 1897.
CLI	B. Castagno, 21 ans, domestique.	30 janv. 1899. Ste-Elisabeth 2.	*Doth.* — Forme hyperthermique rebelle à la balnéation. Les injections font baisser rapidement la température.	»	Inj 200 g. répétées. Entéroclyse.	»	»	Guérison.	»	30 mars 1899.
CLII	G. Edme, 18 ans, marin.	20 mars 1899. Ducros, 28.	*Doth.* — Forme hyperthermique sans accidents nerveux ni cardiaques.	»	Inj. 200 g. répétées.	»	»	Guérison.	»	30 avril 1899.

TROISIÈME GROUPE (**Infections**) (*Suite*).

CLIII	F. Julia, 17 ans, domest.	27 janv. 1899. Ste-Elis., 12.	*Doth.* — Forme moyenne.	»	Inj. 150 g. Entéroclyse.	»	»	Guérison rapide.	»	18 mars 1899.
CLIV	E. Sylvain, 26 ans, maçon.	27 avril 1899. Ducros, 7.	*Doth.* — Forme légère.	»	Inj. 150 g. répétées.	»	»	Guérison.	»	27 mai 1899.
CLV	B. Alfred, 28 ans.	2 mai 1899, Ducros, 8.	*Doth.* — Forme légère.	»	Inj. 150 g. Entéroclyse.	»	»	Guérison rapide.	»	29 mai 1899.
CLVI	P. Giovani, 19 ans, journalier.	8 mai 1899. Ducros.	*Doth.* — Forme légère.	»	Inj. 150 g. Entéroclyse.	»	»	Guérison très rapide.	»	27 mai 1899.
CLVII	M. Antoinette, 40 ans, f. s.	19 déc. 1898. Ste-Elisabeth 12.	*Erysipèle de la face.* — Phénomènes généraux graves; troubles cardiaques; insuffisance rénale. Abcès multiples au cou et dans l'aisselle droite. Artério-sclérose, alcoolisme. Sérum de Marmorek sans effet.	»	Inj. 500 g. répétées pendant 3 jours.	»	»	Amélioration rapide.	»	9 février 1899.
CLVIII	X..., 26 ans, domestique.	1er déc. 1898 Ste-Elisabeth 7.	*Erysipèle de la face.* — Néphrite aiguë, urémie. Métrorragie intense le jour même de l'injection.	»	Inj. 600 g. répétées 2 j. Inj. 200 g. jours suivants	»	»	Amélioration rapide.	»	10 janvier 1899.
CLIX	L. Marius, 36 ans, cordonnier.	19 oct. 1898. Ducros, brancard.	*Infection streptococcique généralisée.* — Erysipèle serpigineux; cong. pulm., néphrite, anasarque, anurie; accidents méningitiques. Antéc. : syphilis, alcoolisme.	»	»	Saignée 400 gr. Injection 550 gr.	»	Guérison.	»	19 nov. 1898.
CLX	L. Marie, 26 ans, journalière. (Obs. due à Mlle Mouren, maîtresse sage-femme).	14 fév. 1899. Maternité.	*Infection puerpérale* après accouchement provoqué; pertes purulentes, fétides; métrorragies abond. — T. 39°2.	»	Inj. 600 g. lavements salés.	»	»	Guérison rapide.	»	27 février 1899.

TROISIÈME GROUPE (Infections).

NUMÉROS D'ORDRE.	NOM AGE, PROFESSION	DATE DE L'ENTRÉE dans le SERVICE.	NATURE DE LA MALADIE.	SAIGNÉE	INJECTION SALINE.	SAIGNÉE-TRANSFUSION.		RÉSULTATS.		DATE de la SORTIE.
						SAIGNÉE suivie d'injection.	SAIGNÉE et injection simultanées.	SUCCÈS	INSUCCÈS.	
CLXI	R. Antoinette, 24 ans, coutur. (Observ. due à Mlle Mouren.)	7 août 1899. Maternité.	*Infection puerpérale* à la suite d'une symphyséotomie, pertes purulentes, métrorragies.	»	Inj. 1000 g. Inj. 500 g. les jours suivants.	»	»	Guérison rapide.	»	3 sept. 1899.
CLXII	F. Augustine, 17 ans, coutur. (Observ. due à Mlle Mouren).	20 janvier 1898. Maternité.	*Infection puerpérale.* — T. 40°,3 avant l'injection.	»	Inj. 550 g. répétées. lavements salés.	»	»	Guérison.	»	28 février 1898.
CLXIII	C. Thérèse, 22 ans, brodeuse. (Observ. due à Mlle Mouren).	1er février 1898. Maternité.	*Infection puerpérale.* — Etat général très grave. T. 39°,7 avant le traitement.	»	Inj. 1000 gr. le lendemain 600 g. lav. salés les jours suivants.	»	»	Guérison.	»	13 février 1898.
CLXIV	P. Elisabeth, 30 ans, repass. (Observ. due à Mlle Mouren).	19 octobre 1897. Maternité.	*Infection puerpérale.* — Etat grave. T. 40°. Ecoulement vaginal purulent, métrorragie abondante.	»	Inj. 500 g. pendant 6 j. lavements salés.	»	»	Guérison.	»	31 octobre 1897.
CLXV	J. Maria, 35 ans, journal. (Observ. due à Mlle Mouren).	18 janvier 1898. Maternité.	*Infection puerpérale grave.* — T. 40°,5 avant et 39,3 cinq heures après. Le lendemain, T. 37°,7.	»	Inj. 600 g. répétées 12 j. lavem. salés.	»	»	Guérison.	»	12 février 1898.

TROISIÈME GROUPE (**Infections**) (*Suite*).

CLXVI	G. Pierre, 20 ans, portefaix.	28 février 1899. Ducros, 4.	*Granulie.* — Forme broncho-pneumonique, chez un sujet vigoureux, alcoolique. Phénomènes alarmants enrayés par saignée-transfusion. Injections salines pendant plus d'un mois. Examen des crachats : b. de Koch. Les injections ont toujours provoqué des réactions salutaires et ont permis de maintenir la lutte pendant 3 mois.	»	Injection 250 gram. par jour. Plus de 15 litres en moins de 1 mois 1/2.	Saignée 400 gr. Injection 600 gram.	»	Amélioration passagère	Décès 3 mois après.	20 mai 1899.
CLXVII	X... 30 ans, domestique.	15 février 1897. St-Elisabeth, 11.	*Infection coli-bacillaire généralisée.* — Pas d'antécédents. Entérite aiguë bientôt suivie des phénomènes les plus graves.	»	Injection 850 gram. à 2 reprises.	»	»	»	Décès.	5 mars 1897.
CLXVIII	C... 55 ans, traducteur.	15 mai 1899. Ducros, 23.	*Dysenterie grave.* — Selles hémorragiques (25 à 30 par jour). Adynamie profonde, collapsus, hypotension. (Ant.: impaludisme, alcoolisme).	»	Injection 350 gram. répétées. lavements salés.	»	»	Guérison rapide.	»	20 juin 1899.
CLXIX	A. Auguste, 44 ans, marin.	13 avril 1899. Ducros, 9.	*Dysenterie grave.* — Forme adynamique, algidité.	»	Injection 400 gram. répétées. Lav. salés.	»	»	Guérison.	»	15 mai 1899.
CLXX	G. Léon, 26 ans, maçon.	24 novembre 1898. Ducros, 18.	*Scarlatine maligne.* — Néphrite, urémie.	»	»	Saignée 500 gr. Injection 500 gr.	»	Guérison rapide.	»	31 décem. 1898.

TROISIÈME GROUPE (**Infections**).

NUMÉROS D'ORDRE.	NOM AGE, PROFESSION.	DATE DE L'ENTRÉE dans LE SERVICE.	NATURE DE LA MALADIE.	SAIGNÉE.	INJECTION SALINE.	SAIGNÉE-TRANSFUSION.		RÉSULTATS.		DATE de la SORTIE.
						SAIGNÉE suivie d'injection.	SAIGNÉE eti njection simultanées.	SUCCÈS.	INSUCCÈS.	
CLXXI	G. Antoine, 3? ans, journalier.	4 mai 1899. Ducros, 30.	*Purpura infectieux à forme suraiguë.* — Méningo-myélite. Mort en 36 heures. Hémorragies multiples spinales constatées à l'autopsie.—Examen bactériologique : dans les div. viscères, streptocoq. et pneumocoques, cocci indéterminés. ...eplo. dans les cultures ...q. céphalo-rachidie ...neumocoque dans le pus des méninges.	»	Injection 900 gr.	»	»	»	Décès hâté par l'intervention.	5 mai 1899.
CLXXII	X.... 44 ans, forgeron.	12 janv. 1898. Ducros, 29.	*Grippe gastro-intestinale.* — Adynamie.	»	Inj. 200 g. répétées.	α	»	Guérison.	»	30 janv. 1899.
CLXXIII	A. Martin, 19 ans, employé.	27 nov. 1898. Ducros, 10.	*Grippe.* Ataxo-adynamie.	»	Inj. 200 g. répétées. lavem. salés.	».	.»	Guérison rapide.	»	10 janvier 1899.
CLXXIV	B. Francesco, 28 ans, journalier.	12 déc. 1898. Ducros, 12.	*Grippe gastro-intestinale.*—Hyperthermie, congestion pleuro-pulmonaire intense.	»	Inj. 200 g. répétées. lavem. salés.	»	»	Guérison rapide.	»	16 janvier 1899.
CLXXV	G. Michel. 19 ans, journalier.	23 avril 1899. Ducro~	*Grippe.* — Forme pulmonaire. Ataxo-adynamie extrême.	»	Inj. 250 g. répétées. lavem. salés.	»	»	Guérison rapide.	»	12 mai 1899.

TROISIÈME GROUPE (**Infections**) (*Suite*).

CLXXVI	G. Marie, 20 ans, f. s.	12 déc. 1898. Ste-Elisabeth	*Grippe.* — Constipation opiniâtre. Congest. pulm., péritonisme, état typhoïde, hyperthermie.	»	Inj 250 g. répétées. lavements salés.	»	».	Guérison très rapide.	»	Janvier 1899.
CLXXVII	S. Jean, 44 ans, commissionn.	21 janv. 1898. Ducros, 20.	*Grippe.* — Forme typhoïde, délire violent (infection généralisée).	»	Injection 650 gr.	»	»	»	Décès.	23 janvier 1898.
CLXXVIII	O. Michel, 47 ans, journalier.	20 janv. 1898. Ducros.	*Grippe.* — Forme adynamique grave.	»	Injection 200 gr. répétées.	»	»	Guérison.	»	13 février 1898.
CLXXIX	G. Agathe, 28 ans, domestique.	8 déc. 1898. Ste-Elisabeth 7.	*Erythème polymorphe* avec phénom. généraux graves. — Hyperthermie, albumine, oligurie, congest. pulm. rénale ; arythmie cardiaque, etc.	»	Inj. 250 g. répétées. lavements salés.	»	»	Guérison rapide.	»	15 janvier 1899.
CLXXX	T. Nathalie, 38 ans, ménagère.	10 janv. 1899. Ste-Elisabeth 5.	*Etat infectieux grave de nature indéterminée.* — Séro-réaction négative. Délire, hyperthermie, cong. broncho-pulm., albuminurie abondante, diarrhée profuse, vomissements, adynamie.	»	"	Saignée 350 gr. Injection 500 gr. lavements salés. pendant 10 j.	»	Guérison très rapide.	»	31 janvier 1899.

TROISIÈME GROUPE (Infections).

présentant une hyperthermie excessive (T. 41°3), des frissons violents, du délire, des vomissements et des hémorragies nasale intestinale et urétrale abondantes.

Au contraire, l'emploi méthodique des doses faibles et fractionnées, variant de 100 à 200 gr. par jour, nous a toujours paru non seulement exempt des dangers, ou même des inconvénients inhérents aux doses fortes, mais doué aussi d'une efficacité précieuse dans tous ces cas d'intoxication organique.

Sans insister sur les guérisons rapides que nous leur devons dans trois cas de grippe à forme typhoïde ou adynamique, dans un cas d'érythème noueux, évoluant au milieu de phénomènes généraux graves, et dont les taches, rapidement atténuées par les injections, redevenaient saillantes et violacées, si l'on suspendait un jour la médication salée, signalons particulièrement deux cas de dysenterie grave chez des miséreux dont l'état général était mauvais (adynamie, algidité, hypothermie, hypotension artérielle, oligurie, 30 à 40 selles hémorragiques par jour), qui furent lentement, mais certainement sauvés par l'emploi prolongé des injections sous-cutanées et des lavages de l'intestin par l'eau salée.

Enfin, chez trois malades, la saignée-transfusion est venue augmenter la liste des succès (1 état infectieux grave, sans séro-réaction positive ; 1 scarlatine maligne avec néphrite aiguë, oligurie, hyperthermie, tendance à l'ataxie ; 1 granulie à forme broncho-pneumonique). Dans ce dernier cas, chez un homme âgé de 29 ans, sans antécédents pathologiques, mais fortement alcoolique, malade depuis cinq jours, la saignée-transfusion fut pratiquée pour parer aux menaces de l'asphyxie provoquée par les lésions bronchopulmonaires disséminées dans le thorax (Obs. CLXVI).

L'amélioration fut prompte et maintenue les jours suivants par une hypodermoclyse discrète (150-200 gr.).

Toutefois la persistance des signes stéthoscopiques et la nature purulente de l'expectoration firent songer, quelques semaines après, à la bacillose, qui fut confirmée du reste, par l'examen positif des crachats.

Bien qu'on ait en somme, dans ce cas, continué les injections salines, par erreur de diagnostic, ce malade a reçu plus de 12 litres de solution physiologique en moins de 40 jours. On n'a pu imputer aucun trouble à la répétition de cette méthode, qui à toujours amené des réactions salutaires, réactions qui sans doute ont permis à cet organisme de maintenir la lutte pendant trois mois entiers.

TROISIÈME PARTIE.

ÉTUDE SYNTHÉTIQUE.

Nous avons observé avec le plus grand soin chez un certain nombre de nos malades les modifications physiologiques immédiates et éloignées que provoque, au sein de l'organisme intoxiqué, l'injection saline hypodermique, accompagnée ou non de la saignée.

Nous avons tout particulièrement contrôlé l'évolution de la température, de la tension artérielle, du pouls, de l'urination (quantité, densité, urée, chlorures, albumine), et dans quelques cas de l'hématimétrie (hémoglobinimétrie).

Effets immédiats. — D'une façon générale, les effets immédiats sont toujours comparables dans leurs grandes lignes, toutefois leur intensité varie notablement avec la quantité de liquide injecté. 1° Chaque fois que l'injection n'a pas dépassé 500 gr., aucune modification ne s'est produite dans l'état général pendant l'opération. Quelquefois pendant les deux premières heures qui ont suivi, on a constaté un léger abattement, une sorte de somnolence au cours de laquelle une transpiration discrète s'est produite, ainsi que de rares mictions peu abondantes; mais jamais de nausées, de vomissements, de frissons, ni d'excitation psychique.

Quant aux changements de la température, sur 47 malades attentivement observés d'heure en heure, depuis la fin de l'injection, 37 fois nous n'avons pu noter aucune élévation thermique appréciable ; 8 fois, une élévation de 4 à 9 dixièmes ; 3 fois seulement, une réaction fébrile de 1° à 1°5. Et ceci, qu'il s'agisse de maladie hypo ou hyperthermisante. Cette période réactionnelle s'est toujours terminée en moins de 6 heures.

2° Lorsque l'injection a été supérieure à 500 gr. (nous n'avons jamais dépassé 900 c. cubes à la fois), les phénomènes se sont parfois montrés dès la fin de l'opération : le pouls est devenu plus régulier, plus énergique ; la tension, si elle était diminuée auparavant, s'est relevée d'un à trois centimètres ; enfin, dans trois ou quatre cas, une miction ou un peu de diarrhée sont apparues spontanément. La température a commencé à s'élever dès la deuxième heure, pour

TABLEAU VI.

HEURES.	TEMPÉRA-TURE.	POULS.	TENSION ARTÉRIELLE	URINES.
Avant l'inject.	36°3	72	9 1/2.	(Légère miction à la fin de l'injection).
1 heure après.	36°4	79	10.	90 cc.
1 h. 1/2 —	36°9	79	12 (frissons peu violents).	250 cc.
2 h. —	37°5	82	12 1/2.	
2 h. 1/2 —	37°5	100	13 1/2.	
3 h. —	38°	98	15 1/2 (sueurs abond.).	200 cc.
4 h. —	38°9	104	15.	
5 h. —	37°8	106	15 1/2.	
6 h. —	37°9	96	15 (sueurs).	
7 h. —	37°4	100	14 1/2.	150 cc.

Infection coli-bacillaire généralisée. — Influence de l'injection massive.

atteindre son maximum vers la cinquième (39°, 39°5 le plus souvent, 41°,3 dans un cas, Obs. CLXXI), et redescendre lentement à un ou deux degrés au-dessous de la température initiale, dans les cas à hyperthermie. Très rarement ce résultat s'est prolongé au delà de 36 heures.

Quant à la tension, elle a été assez rarement modifiée aussi brusquement. Au cours de cette période critique, des frissons peu violents ont été assez souvent constatés, ainsi que des sueurs abondantes et des mictions fréquentes.

Voici un exemple, pris au hasard, d'injection massive (900 gr.) chez une femme atteinte d'infection coli-bacillaire généralisée, (terminée du reste, par la mort, Obs. 167) (Voir le tableau VI).

Ajoutons que dans sept cas sur vingt-trois, où nous avons pratiqué l'injection massive, les phénomènes que nous venons de relater n'ont pas été beaucoup plus intenses qu'avec les injections à doses modérées (fait en contradiction avec les observations de Bosc et Vedel).

Lorsqu'une saignée peu copieuse (de 150 à 300 gr.) a pré-

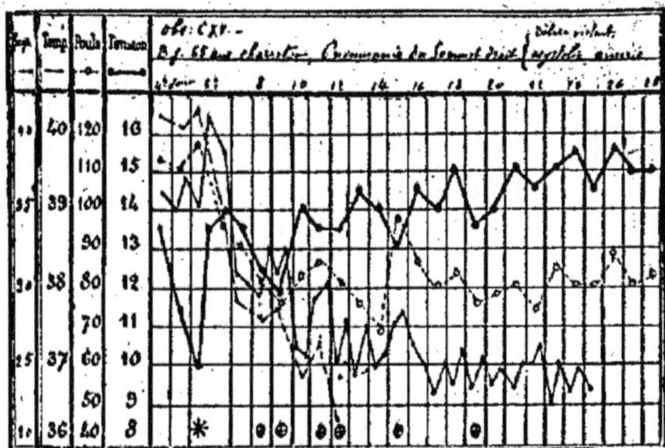

Fig. 1. — Influence de la saignée-transfusion sur les phénomènes fébriles dans une pneumonie lobaire.

cédé l'injection massive, la réaction consécutive et immédiate a offert des allures semblables à celles que nous venons de décrire. Les chutes de la température ont toutefois été beaucoup plus marquées, surtout chez les pneumoniques. La tension s'est également relevée d'une façon plus rapide et plus constante ; la diurèse a été favorisée dès les premières heures qui ont suivi l'intervention. Enfin, l'état général a été très amélioré, mais dans la plupart des cas, au bout de un ou deux jours, quelques recrudescences passagères (dans les cas heureux) se sont montrées dans l'ensemble des signes pathologiques (Voir exemple de saignée-transfusion : *Fig. 1*).

Mais en pratiquant la saignée, même plus abondante que précédemment (de 300 à 600 gr.), en même temps que l'on introduit sous la peau une dose égale de solution salée, tous les phénomènes fébriles, mentionnés à l'occasion des autres procédés, ne sont presque jamais appréciables (3 fois seulement sur 43 cas). Tout se passe doucement, sans fracas, et de plus, la température tombe le plus souvent d'emblée à la normale définitivement (34 fois sur 36 guérisons rapides) ; la tension se relève davantage, et la diurèse, surtout, est beaucoup plus abondante (Voir exemple de saignée et injection simultanée : *Fig.* 2).

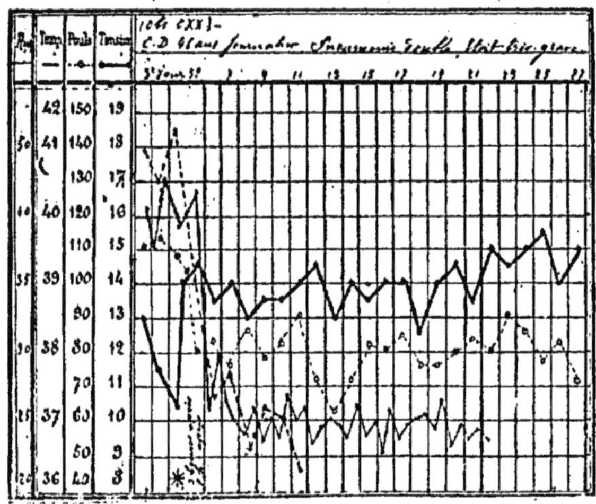

Fig. 2. — Influence de la saignée et de l'injection simultanée sur les phénomènes fébriles dans une pneumonie grave.

Les effets immédiats produits sur l'urination sont particulièrement intéressants à enregistrer pendant les 24 premières heures qui suivent l'application de ce traitement (surtout de la méthode combinée).

Au point de vue de la quantité, dès la première heure les mictions apparaissent, variant de 150 à 300 c c. — Dans les 24 heures, certains malades, qui présentaient auparavant de l'oligurie ou de l'anurie, arrivent à éliminer plus de 1500 gr. d'une urine fortement chargée en matériaux organiques.

La densité présente des modifications très concluantes en faveur de l'action anti-toxique de ce traitement.

En voici un exemple pris au hasard (Obs. 102, Pneumonie, infect. grave) (*Tableau* VII).

Mais la diurèse, lorsqu'elle se maintient, a pour effet de diminuer ultérieurement la densité urinaire. Comme on peut en juger par le tableau ci-dessous, l'élimination de l'urée et des chlorures est rapidement augmentée ; il en est de même des sulfates et des phosphates, d'après les quelques analyses complètes pratiquées par M. Payan, interne en pharmacie du service de M. Villard.

Quant à l'albumine, lorsqu'elle est due purement à l'infec-tion ou aux troubles circulatoires, elle disparaît assez rapide-ment. Dans les cas d'affections organiques des reins, elle persiste et subit même une augmentation notable pendant les deux ou trois premiers jours qui succèdent à l'opération. Toutefois, dans quelques observations de néphrite parenchy-mateuse, sa quantité, dosée par la liqueur d'Esbach est allée en décroissant d'une façon aussi prompte que sensible.

TABLEAU VII.

HEURES.	QUANTITÉ.	DENSITÉ.	URÉE.	CHLORURES.
Avant.	90 cc.	1015	6,50	6,80
1 heure après.	150	1015	6,75	7
2 h. 1/2 —	250	1017	6,75	7,20
6 h. —	250	1019	8,50	7,40
10 h. —	300	1021	22,05	13,50
14 h. —	280	1024	18,05	11
26 h. —	1400	1024	10	»
32 h. —	1800	1019	12	0

Influence de la saignée et injection simultanée sur l'urination dans une pneumonie infectieuse grave.

Nous avons enfin recherché chez quelques sujets les variations que l'injection saline peut entraîner dans la masse sanguine. Nous nous sommes servi de l'hématimètre de Hayem et de l'hématoscope de Hénocque. La numération des globules et la détermination de la teneur en hémoglo-bine ne nous ont point montré qu'il se fît une dilatation san-guine considérable. Après l'introduction de doses oscillant entre 400 et 700 gr. d'eau salée, le dosage spectroscopique et la diaphanométrie nous ont révélé un abaissement assez manifeste de la quantité d'hémoglobine. Ainsi, chez un pneumonique grave, au quatrième jour de sa maladie (Obs. 73), qui présentait à son entrée un chiffre hémoglobique égal à 7,5 0/0, six heures après l'intervention (saignée et injection simultanée), l'hématoscope mentionnait 6,8 0/0; le lendemain 6,3 0/0. Le surlendemain on notait de nouveau 7 0/0 et cinq jours après, alors que les phénomènes alarmants s'étaient dissipés, la richesse en hémoglobine atteignit 8,2 0/0. — Chez un typhique au 14e jour d'une infection à forme ataxo-adynamique (Obs. 137), le taux de l'hémoglobine était de 7,3 0/0; neuf heures après une injection de 600 gr., on obtenait 6,9 0/0; 24 heures après, 6,5 0/0, et trois jours plus tard, 7,8 0/0. Nos résultats ont été analogues en employant la double cellule d'Hayem : chez un autre pneumonique à forme typhoïde (Obs. 89), au 6e jour de sa maladie, avant la saignée transfusion, la teinte correspondait à la dilution-type n° 3 de l'hématimètre, en ayant pris 4 millimètres cubes de sang. La richesse hémoglobique d'un millim. cube en globules sains était donc égale à 2.770.250; dix heures après, teinte n° 2, c'est-à-dire 2.493.250 ; mais quatre jours après, teinte n° 4, c'est-à-dire 3.047.250. — On peut donc dire, sans multiplier les exemples, que cette dilution, qui semble accroître l'anémie et diminuer le titre hémoglobique du sang, n'est que passagère et provoque au contraire en moins de cinq jours une augmentation favorable du chiffre de l'hémoglobine, qui au moment de la crise hématique et durant la convalescence, demeure supérieur à celui signalé par la plupart des auteurs (Arnheim, Hayem, Quincke, Quinquaud, Hénocque, etc.) à la période de déclin des maladies aiguës.

Nous devons toutefois signaler que dans quelques uns de nos examens, lorsqu'on a répété à plusieurs reprises l'injection massive, les hématies paraissaient altérées, crénelées, et l'on remarquait beaucoup moins d'agglomérations globulaires.

(1) François et G. Reynaud. *La tension artérielle dans la pneumonie. C. r. Soc. de Biologie*, 29 juillet 1899.

Effets éloignés. — Avec la sérothérapie maxima, s'il y a parfois une amélioration symptomatique immédiate, il n'y en a pour ainsi dire pas sur l'évolution de la maladie; mais avec l'emploi de la méthode combinée, ainsi que des doses faibles répétées quotidiennement, on constate très souvent un abaissement persistant dans la courbe thermique et un relèvement dans celle de la tension sanguine.

Pour ne parler que de la pneumonie que nous avons tout particulièrement observée, l'hypotension qui est toujours très-marquée dès les premiers jours, lorsque l'infection est profonde (1), avec des oscillations autour de 11, s'est sensiblement relevée après la saignée-transfusion et, sous l'influence d'une hypodermoclyse discrète, la courbe s'est maintenue aux environs de 14, regagnant la normale bien avant l'époque constatée dans la plupart des cas.

En outre, quelle que soit la forme et la nature de leur affection, le plus grand nombre de nos sujets (surtout les dothiénentériques) ont présenté une convalescence rapide et bonne.

Disons en terminant, que les lavements salés froids, administrés systématiquement toutes les trois heures, sont aussi capables de favoriser dans une certaine mesure la diaphorèse, la diurèse et même la diminution e la température dans les cas les plus disparates de toxémie et d'infection. L'entéroclyse saline agit à la fois comme évacuant, comme léger révulsif, et réalise, notamment dans la fièvre typhoïde, dans la dysenterie et dans la colique saturnine, l'antisepsie du gros intestin, tout en calmant les douleurs abdominales.

RÉSUMÉ ET CONCLUSIONS GÉNÉRALES.

Sans insister de nouveau sur les détails que nous avons suffisamment développés en exposant chacune des affections qui se sont présentées à notre expérimentation, voici, dans une vue d'ensemble, les résultats réalisés par les différentes méthodes thérapeutiques que nous avons employées (*Tableau* VIII).

L'impression première qui se dégage de tous ces faits est que si la physiologie expérimentale est encore incapable, à cette heure, de nous fournir des données exactes sur le mode

TABLEAU VIII.

MÉTHODE EMPLOYÉE.	NOMBRE de CAS.	GUÉRISONS		SUCCÈS PARTIELS		INSUCCÈS (mort).	OBSERVATIONS.
		Rapides.	Lentes.	Momenta-nés.	Assez durables.		
Saignée.	13	......	6	2	3	2	Répétition de la saignée à brève échéance. 6 fois sur 13.
Injections salines à doses massives.	23	7	5	5	3	3	Répétition de l'injection massive dans les 48 h. 10 fois sur 23.
Injections salines à doses faibles, en série.	40	16	20	2	......	2	Les lavements salés froids ont été associés aux injections. 24 fois sur 40. (14 fois la guérison a été activée).
Lavements salés froids.	8	5	3	......	......	......	Répétés 2 fois par jour. Dans 5 cas, entéroclyse toutes les 3 heures. 5 succès rapides.
Saignée suivie d'injection massive.	53	20	23	3	4 survies de 2 à 5 jours.	3	9 cas étaient désespérés avant l'intervention; 5 ont été sauvés. Répétition de la saignée-transfusion. (15 fois sur 53 cas).
Saignée et injection simultanées et à doses égales.	43	28	8		6 survies de 4 à 12 jours.	1	14 cas étaient désespérés avant l'intervention; 9 ont été sauvés rapidement. Répétition de l'opération. 2 fois sur 43 cas. 14 fois une injection présaignée a été pratiquée; 9 fois elle a contribué au succès de la méthode.

Résultats de la saignée et transfusion saline.

d'action des injections salines, la clinique tend à montrer

qu'elles peuvent provoquer un processus assez puissant pour détruire les poisons, et qu'elles amènent des phénomènes réactionnels simulant les crises naturelles, aussi bien dans les toxémies d'origine organique que dans les maladies infectieuses. Leur action bienfaisante sur les systèmes vasculaire et nerveux, leurs effets sur la tension sanguine et sur les émonctoires, la stimulation énergique qu'elles apportent à toutes les vitalités organiques, enfin, les résultats parfois inespérés qu'elles nous permettent de constater, toutes ces raisons plaident hautement en faveur de leur pouvoir.

Disons, en passant, qu'il n'est pas besoin d'utiliser la voie intra-veineuse pour produire ces phénomènes salutaires que les voies hypodermiques et intestinales sont à même de faire naître aussi complètement et sans aucune difficulté.

Toutefois, tout en reconnaissant la valeur thérapeutique des injections salines, nous devons à la vérité de dire que, dans certains cas, chez des malades dont le cœur et les reins sont plus ou moins gravement atteints dans leur fonctionnement ou dans leur structure, les doses massives peuvent devenir à un moment donné non seulement inutiles, mais encore nocives (11 fois sur 23 cas) ; le travail qu'elles imposent à l'organisme et en particulier aux reins, peut en effet, dépasser la force de résistance des tissus de l'économie et la faculté de filtration propre aux glandes rénales ; dès lors l'injection noie les tissus au lieu de les dépurer.

Sans doute les doses faibles et fractionnées, en échappant aux inconvénients et aux dangers inhérents aux doses fortes, sont douées d'une efficacité assez puissante pour réaliser le but désiré dans un grand nombre de cas. Mais leur action est lente à se produire et comme en maintes circonstances, il est urgent d'agir rapidement, ce procédé devient insuffisant.

On conçoit aisément tout le bénéfice que l'on retirera en ouvrant, tout d'abord, les voies circulatoires, encombrées de matériaux toxiques, par une émission sanguine qui désintoxiquera le malade, tandis que l'injection saline viendra le réconforter, le « lessiver » et apportera au rein la *vis a tergo* qui lui faisait défaut. C'est là le principe de la saignée-transfusion.

REYNAUD. 7

Cette méthode, qui nous a donné de si beaux résultats, n'est pourtant pas applicable non plus dans tous les cas ; bien que la saignée soit modérée, il est des circonstances où une modification brusque de la pression sanguine, chez les individus atteints d'infections ou d'intoxications graves, présentant par ce fait une hypotension parfois extrême (0 cent. et au-dessous), peut amener des troubles encore plus considérables dans le système cardio-vasculaire. Il est possible d'éviter encore ce danger en pratiquant simultanément la saignée et la transfusion saline ; en agissant ainsi, la masse du sang n'est pour ainsi dire pas modifiée, surtout si l'on a soin de préparer le terrain à l'opération par une petite injection *pré-saignée*, qui, dans ces cas-là, joue le rôle d'un stimulant suffisant pour mettre un instant en éveil le système nerveux.

D'autre part, il est impossible d'admettre que la phlébotomie *seule* soit capable de donner lorsqu'elle est praticable, d'aussi bons résultats ; car, si ses effets immédiats sont excellents, ils ne sont le plus souvent que momentanés ; une nouvelle saignée devient nécessaire.

∴

En résumé, nos recherches cliniques nous amènent aux conclusions suivantes :

1° La saignée, par son action déplétive et dépurative, est certainement le meilleur mode de désintoxication mécanique dans tous les cas qui expriment un empoisonnement grave du sang. Elle mérite donc de n'être point délaissée, ni redoutée ; mais, loin d'être considérée comme une méthode de traitement propre à certaines affections, elle doit, comme l'a dit M. Huchard, rester seulement une médication d'urgence, capable de lutter avantageusement, d'une façon rapide, mais non durable, contre les phénomènes graves d'origine mécanique et toxique.

2° Les injections salines *hypodermiques* doivent être *seules* utilisées dans le traitement des intoxications et des infections médicales. Elles ne présentent pas les inconvénients des injections intra-veineuses et leurs résultats, quoique un pou moins rapides, sont tout aussi complets et aussi durables.

3° Les doses massives peuvent être employées dans la cure des hémorragies médicales, dans le collapsus algide, dans l'ataxo-adynamie des infections graves à forme typhoïde, dans la dysenterie, mais il faut, dans tous ces cas, procéder avec la plus grande prudence, en tenant le plus grand compte de l'état organique du cœur et du filtre rénal. Il est des cas où la mort a été véritablement due à une intervention intempestive.

4° Les doses faibles et fractionnées, ainsi que les lavements salés froids peuvent être sans crainte appliqués dans les infections et les intoxications, toutes les fois qu'il existe de l'hypotension vasculaire, de l'adynamie profonde, lorsque l'état menace de s'aggraver considérablement et qu'on constate un trouble dans le fonctionnement des émonctoires. Employées *systématiquement* dès le début de la maladie, les quantités modérées (150 à 500 gr. par jour) ont souvent une action très nette sur la marche générale et sur la durée de l'infection.

5° Dans tous les cas de toxémies ou d'infections graves et même absolument désespérés, la saignée-transfusion (saignée suivie d'injection massive), sans exclure les autres médications lorsqu'elles peuvent être utilisées, est capable de rendre les plus grands services et d'amener parfois la guérison. Ses effets seront bien plus grands et bien plus sûrs si l'on n'attend pas au dernier moment pour l'appliquer.

6° Lorsque l'affaissement est extrême, et l'hypotension trop considérable pour oser tenter la phlébotomie, la méthode combinée est encore applicable, en employant simultanément et à doses égales l'injection sous-cutanée et l'émission sanguine. Cette dernière méthode, qui est absolument inoffensive, donne, si on la compare au lavage du sang et même à la saignée-transfusion, des résultats beaucoup plus rapides et surtout plus durables, sans jamais provoquer les troubles divers que l'on observe à la suite des deux premiers procédés.

BIBLIOGRAPHIE.

GÉNÉRALITÉS.

1° *Lavage du sang.*

1870. Ladevi-Roche. Thèse de Paris. — 1873. Dujardin-Beaumetz. *Soc. méd. hôp.*, 10 octobre. — 1875. Jullien. Thèse d'agrégat., Paris, p. 101. — Viault. Thèse, Paris. — 1876. Gavinzel, Thèse, Paris. — Oré. *Etude sur la Transfusion du sang.* 2e Edit., Paris, p. 480. — 1878, Parmentier. *Rev. de Thérap. médico-chirurg.*, passim, et 1879. — 1882. Kuestner. *Centralbl. f Chir.*, Bâle, n° 10. — 1884. Bull. *Med. Rec.*, N.-York. — Fournac. Thèse, Montpellier, n° 46. — Kronecker. *Deutsch. med. Woch.*, n° 32. — Luton. *Arch. gén. de Méd.*, Paris, décembre. — Oré. *Diction.* Jaccoud, Tome XXXVI, p. 79, art. *Transfusion.* — Riegner. *Breslau. Aerztl. Zeitschr.* — Roux. *Rev. méd. de la Suisse romande*, Genève, p. 222. — 1885. Jennings. *Progrès méd.*, Paris, n° 45. — Ménard. *Dict.* Dechambre, T. XVIII, p. 4; art. *Transfusion.* — Roussel. *Bull. Soc. thérap.* — 1886. Duplay. *Progrès méd.*, Paris, 2e S., n° 66. — Gaule. *Corresp. bl. f. schweizer Aerzte.* — Harrington. *Boston med. and surg. Journ.* — Kroenlein. *Corresp. bl. f. schweizer Aerzte*, n° 45, août. — Landerer. *Arch. f. klin Chir.*, Berlin. — 1887. Feichenfeld. *Bull. Acad. Méd.*, Bruxelles. — Harrington. *Boston med. J.*, 27 mai. — 1888. Dujardin-Beaumetz. *Bull. Soc. thérap.*, p. 211. — Hayem. *Bull. médical*, Paris, p. 1235 et 1267. — Ménard. *Dict. encyclop. des Sc. méd.* Paris, 3e S., XVIII, p. 4-29. — Wilson. *Birmingham. med. Rev.* — 1891. Kronecker. *Corresp. bl. f. schweiz. Aerzte*, 15 avril. — Mayet. *Lyon méd.*, p. 37, 77, 118, 184. — Meldon. *Ac. roy. Acad. M. Ireland*, Dublin, X. — Sahli. *Corresp. bl. f. schweiz. Aerzte*, Avril, p. 246.

Sahli et Kroenlein. *Corresp. bl. f. schweiz. Aerzte*, 15 nov. — 1892. Auzias, Thèse, Bordeaux. — Braatz. *Deut. med. Woch.*, n° 36. — Chéron. *Bull. méd.*, septembre. — Dogiel. *Gaz. lek.*, Warszawa. — Dupuy. *Midi méd.*, Toulouse, p. 89; 103; 113. — Van Yterson. *Nederl. Tijdschr. v. Geneesk.*, Amsterd. (Entéroclyse). — Strauss. *Berlin., klin. Woch.*, p. 965, septemb. — 1893. Chéron. *Gaz. des hôp.*, 19 juin, et 1 vol. de 553 p., Paris, Soc. Edit. Scient. — Cobb. *Boston med. and surg. J.*, septemb. — Egasse, *Bull. gén. de Thérap.*, Paris. — Luton. *Gaz. des hôp.*, 2 fév. et 29 juin. — Pitts. *St-Thomas's hosp. Rep.*, London. — 1894. Cancalon et Maurange. *Formul. pratique de l'hypodermie.* Paris. — Chéron. *Rev. méd. chir. des mal. des femmes*, Paris. — Feis. *Thérap. Monatsh.*, févr. — Gervais de Rouville. *Nouv. Montpellier méd.*, p. 159-171. — Gratia. *Clinique*, Bruxelles. — Rodriguez Abaytua. *Rev. de méd. et chir. pratiq.*, Madrid. — Roger. *Presse méd.*, Paris., n° 11 et 13. — Taliaferro. *Southampton. med. Rec.*, Atlanta. — 1895. Achalme. *La sérothérapie.* Paris, (Rueff et Cie). — Anger. *Soc. Chirurgie.*, 18 déc. — Aussel. *Gaz. hebd. de méd.*, Paris, XLII. — Desgrez. Thèse, Paris. — Dupuy. *Sérumthérap. et autres liquides injectables*. Paris (Bataille et Cie). — Duret. *Semaine. gyn.*, 28 avril — Jayle. *Presse méd.*, 4 janv. — Mariani. *Ann. roy. Acad. Méd.*, Madrid. — Pozzi, *Soc. de Chir.*, 18 déc. — Ziemssen. *Munch. med. Woch.*, n° 14. — 1896. Auzias. Th. Montpellier. — Bar. *J. des sages-femmes*. Paris. — Bosc. *Presse méd.*, 16 mai.— Bosc et Vedel. *Semaine méd.*, p. 326 ; et *Gaz. des hôp.*, août. *Congrès méd. de Nancy*, août. — Butler. *British. med. journ.*, 11, p. 846. — Dastre. *Soc. de Biologie*, mai.

Delgrange. Thèse de Paris. — Duret. *Bull. Acad. Méd.*, 14 avril. — — *Semaine gyn.*, 28 avril ; 5 mai. — Fourmeaux. Thèse de Paris. — Hallion. *Arch. physiol.*, p. 707.—Hayem. *Presse méd.*, p. 661. — Kœppe. *Arch. f. ges. Phys.*, LXV, p. 492. — Lejars. *Presse méd.*, 1er janvier et 23 mai, p. 245. — Maurange. *Presse méd.*, n° 2, p. 7. — Maygrier. *L'Obstétrique*, 15 juillet, Paris. — Mourette, Thèse de Paris. — Olivier. *Soc. Obs. et Gyn. de Paris*, déc. — *Poitou médical*, p. 206. — Pozzi. *Bull. médical et Bull. Acad. Méd.*, 30 juin. — Roger. *Presse méd.*, 18 nov. et p. 112. — Toledano. *Soc. de méd. et chir. pratiques*, 4 juin. — Tuffier et Dujarrier. *Gaz. hebd. méd. et chir.*, 22 nov. — 1897. Amillet. Thèse de Paris. — Bardescu. *Spitalul. Bucuresci.* — Bellin, *J. de Méd.*, 6 juin. —Beurnier. *Bull. gén. de Thérap.*, 30 juillet. — Bimes. *Les transfusions salines*, Paris.—Brown. *N.-Y. med. J.*, 20 mars. — Chevretin. *J. de pharmacie et de chimie*, 15 mai. — Delamare et Descazals. *Gaz. des hôp.*, 12 juin. — Desmons. Thèse de Paris. — Dignat. *J. de méd.*, Paris. — Grant. *Med. News, N.-Y.* — Hayem. *Presse méd.*, 11 déc., p. 357. — *Journ. de méd. et clin. pratiques*, Paris. — Lambert. *Rév. méd. de l'Est*, Nancy. — Lecler. *La Policlinique*, n° 5. — Lejars. *Lavage du sang*, Paris (Masson), monographie. — Lépine. *Soc. méd.*, Lyon. — Martin. *Intercolon. M. J. Australas*, Melbourne. — Phocas. *Rev. internat de Méd. et Chir.*, Paris ; *Nord. méd.* 15 oct.— Quénu. *Soc. Chir.*, Paris, 17 mars. — Renoir. *Arch. méd. d'Angers*, I, p. 538.

Solé. *Presse méd. belge*, Bruxelles.— Vigour. Thèse, Paris. — 1898. Beurnier. *Bull. gén. de Thérap.*, 30 juillet. —Bissauge, *Rev. méd. vétérinaire*, Paris. — Boureau. Thèse, Paris. — Bovée. *J. am. med. Ass.*, Chicago, p. 1471. — Cohen. *Philadelph. Polyclin.*— Eltz. *Thérap. Monatsch.*, septembre. — Gasser. *Rev. med. et pharm. de l'Afrique du Nord*, Alger. — Goldberger. *Tr. Luzerne Co. m. Soc.*, Wilkes-Barre, Hare, Penn., Pittsbourg. — *Arch. méd. Toulouse* (la médicat. infusoire au XVII° siècle). —Landouzy. *Les sérothérapies*. Paris. — Milton. *Occidental. M. Times*, Sacramento. — Minassiantz. Thèse de Lausanne. — O'Connor. *The Lancet*, London. (Entéroclyse). — Reilly, *Med. Rec.*, N.-Y. — Strauss. *Illust. Monatsch. d. aerzt. Polytechn.*, Berlin. — Villanova. Thèse de Paris. — 1899. Bovée. *Amer. J. obst.*, N.-York, janv. T. 34, n° 1, p. 16-25. — Delmas-Marsalet. Thèse, Bordeaux. — Desmons. *Courr. méd.*, Paris. — Dujardin-Beaumetz. *L'art de formuler*, p. 99. — Eichel. *Arch. f. klin. Chir.*, Berlin. — Harris. *Southwest. m. Rec.*, Houston. — Mauclaire. *Bull. médical*, 6 septembre. — Schücking. *Deutsch. med. Woch.*, n° 19, p. 307. — Scott. *Southwest. med. Rec.*, Houston.

2° *Saignée-Transfusion.*

1896. Barré. *Rev. de Thérap.*, 1 juin. — *Soc. de Thérap.*, 27 mai. — *Bull. Acad. Méd.*, 2 février 1897. — 1897. Bosc. *Presse méd.*, n° 11, p. 57. — Delbet. *Presse méd.*, p. 93-95. — Hayem. *Bull. Acad. Méd.*, fév. — Landouzy. *Presse méd.*, 11 nov., p. 301. — Tison. Communicat. Congrès de Moscou.

RECHERCHES PHYSIOLOGIQUES ET EXPÉRIMENTALES.

1839. Blake. *Arch. gén. méd.*, *Paris.*, p. 289. — 1850. Vierordt. *Arch. f. phys. Heilk.*, Stuttgart. IX, p. 499. — 1869. Goljet et Cahours. *Act. phys. des sels de soude inj. dans le sang.* Paris. — 1879. Laborde. *Soc. Biologie*, 1er fév., et *Gaz. méd. hôp.* — 1881. Schwarz. Thèse d'agrég., Halle. — 1886. Hayem. *Gaz. méd. de Strasbourg*, 4e s., T. XV, p. 93. — 1887. Carslaw. *Arch. phys.* — 1888. Biernacki. *Pam. Towarz. lek.*, Warszawa. — Dastre et Loye. *Arch. de phys.*, p. 93. — Rosemberg. *Arch. f. path. Anat. und. phys.*, Bd. CXII. — Zawadzki. *Pam. Towarz. lek.*, Warszawa. — 1889. Dastre et Loye. *Arch. physiol. norm. et path.*, 5e s., p. 253. — 1891. Kirstein. *Zeit. für klin Med.*, XVIII (3 et 4). — Otto Lichtenstern. *Innere Medicin*, mai n° 10. — 1892. Sciolla. *Congrès de med. Ital. et Riforma med.*, nov. — 1893. Dastre. *Soc. Biologie*, 28 oct. — De Fleury. *Soc. de Thérap.*, 27 déc. — 1894. Albertoni. *Ann. di clin. et di farmac.*, Bologna. — Pagano. *Arch. di farmac. e therap.*, n° 12, p. 353. — Vigneri. *Congrès des sc. méd.*, Rome, mars. — 1895. Debove et Brulh. *Bull. Soc. méd. hôp.*, 22 mars. — Galliard. *Bull. Soc. méd. hôp.*, 29 mars. — Knoll. *Arch. f. exp. Path. und. Pharm.*, Bd. 36, p. 293. — Meyer. *C. R. Soc. Biologie*, p. 261. — Vissmann. *Amer. med. surg. Bull.*, N.-York, décembre. — 1896. Bosc et Vedel. *Soc. Biologie*, 4 et 11 juillet. — Carion et Hallion. *Soc. Biologie*, 25 juil.; 5 déc. — Charrin et Desgrez. *Soc. Biologie*, 18 juillet. — Chassevant. *C. R. Soc. Biologie*, p. 499. — Chassevant et Got. *C. R. Soc. Biol.*, p. 987. — Chauveau et Charrin. *Soc. Biol.*, 9 mai. — Claisse. *C. R. Soc. biol.*, p. 806. — Delbet et Vaquez. *C. R. Soc. biol.*, p. 587. — Enriquez et Hallion. *C. R. Soc. biol.*, p. 756 et 1126. — Faney. Thèse, Paris.

1896. Fubini et Modinos. *Arch. ital. de biol.*, T. XXII. p. 420. — Hayem. *Soc. de biol.*, 5 déc. — Keiffer. Thèse d'agrég. Faculté libre. Bruxelles. — Lejars. *Soc. de biol.*, 9 mai. — Malassez. *C. R. Soc. biol.*, p. 504. — Maurel. *C. R. Soc. de biol.*, p. 967. — Mayet. *Soc. de biol.*, 5 déc. — Roger. *C. R. Soc. biol.*, p. 921 et 976, et séances du 14 et 28 nov. — Schwartz. *Arch. de Physiol.*, IX, p. 44. — 1897. Bosc et Vedel. *Arch. phys. norm. et path.*, p. 45. — Garnier et Lambert. *Soc. de biol.*, 13 fév. — Hallion. *C. R. Soc. de biologie* (Eau de mer et sérum artif.). — La Combe (Judet de). Thèse, Paris. — Malassez. *C. R. Soc. biol.*, n° 17. — Maurel. *C. R. Soc. biol.*, p. 215. — Mayet. *C. R. Soc. biol.*, p. 202 et 253. — Quinton. *C. R. Soc. biologie.* — 1898. Bosc et Vedel. *C. R. Soc. biologie* (Eau de mer et sérum art.). — Kemp. *N.-York. M. Journ.*, 22 janv. (inj. rectales). — Labbé, *Soc. biol.*, 22 janv. — Pane. *Congrès de méd. int.*, Turin, 3 oct. — Wallace et Cushny. *Amer. J. physiol.*, Boston. — 1899. Charrin et Levaditi. *Soc. biol.*, 1er juillet. — Plantenga. *Deutsch. med. Woch.*, 9 févr. — Vaquez et Bousquet. *Soc. de biol.*, 4 fév.; *Soc. méd. hôp.*, p. 46.

AUTO-INTOXICATIONS.

1° *Lavage du sang.*

1874 Hilton Fagges. *Guy's. hosp. Report.*, T. XIX, p. 173 (coma diab.). — 1883. Stadelmann. *Arch. für exp. Path.*, T. XVII, p. 414 (coma diab.). — 1885. Kortum. *Berlin klin. Woch.*, T. 22, p. 325 (anémie chroniq.). — 1886.

Wolpe, *Arch. f. exp. Path.*, T. XXI, p. 156 (coma diab.). — 1887. Lépine. *Sem. méd.*, p. 69, et *Rev. de méd.*, p. 224 (coma diab.). — Rosenbuch. *Przegl. lek.*, Krakow ; et *Berl. klin. Woch.*, n° 39. — 1890. Dickinson. *Soc. méd. London*, 10 mars (coma diab.). — Rosenstein. *Berl. klin. Woch.*, p. 291 (coma diab.).

1892. Bernheim. Thèse, Paris (Eclampsie). — Malchewski. Saint-Pétersbourg, (Anémie). — Peillon. *Lyon méd.*, p. 378 (anémie et neurasthénie). — Porak. *N. Arch. d'obst. et gyn.* (Eclampsie). — 1894. Robinson. *Med. Rec.*, N.-Y. (urémie). — 1896. Chauffard. *Bull. médical*, p. 389 et 495 (tachycardie paroxyst.). Grandin. *Am. med. Surg. Bull.*, N.-Y. (urémie). — Porak et Bernheim. *Congrès int. gyn. et obst.*, Genève (Eclampsie). — 1897. Gruet. *J. de méd. prat.*, janv. (urémie dans typhoïde). — Harc. *Med. News*, N.-Y. et *Med. Standard*, Chicago (urémie). — Lépine. *Lyon méd.*, 11 avril, p. 509, et *Sem. méd.*, p. 73, (coma diab). — Mairet et Vires. *Nouv. Montpel. méd.*, p. 141 (mal. ment. et nerv.) — 1898. Azzarello. *J. ital. des mal. vénériennes*, Milano (scottature). — Besson. *J. des Sc. méd.*, Lille, 6 août (coma diab.). — Castellino. *Congrès de méd. int.*, Rome, octobre. — Chadbourne. *Boston med. and. Surg. J.* ; et *Sajous's annual*, 1891, 1 g. p. 83. — Dalché. *Soc. thérap.*, 26 oct. (coma diab.) — Gaucher, in thèse de May, Paris (ulcère d'estomac). — Hesse. *Berlin. klin. Woch.*, p. 370 (coma diab.). — Laache. *Norsk. mag. f. lægevidensk.*, Christiania (urémie). — Lemoine. *Nord. méd.*, 15 juin (goutte). — Lepine. *Rev. de méd.*, p. 741 (coma diab.). — Poteienko. *Med. obosr.*, Moscou, août, et *Sem. méd.*, n° 49 (urémie). — Tomasoli. *Presse méd.*, n° 106 (brûlures). — Zinn. *Gesellschaft der Charité Aertze*, 28 juil. (coma diab). — Vinay. *Bull. Acad. Méd.*, 31 mai (Eclampsie). — 1899. Allen. *Amer. J. of obst.*, mai (Eclampsie). — Boullé. *Soc. obst. Paris*, 16 fév. (manie puerpérale). — Burgez. Thèse de Lyon (coma diab). — Coltret. *Union méd. du Canada*, janv. (Eclampsie). — Callari. *Rif. med.*, 14, 16, 17, 18, 19, 21, 22 août (dermatoses). — Cullere. *Progrès méd.*, n° 39 (psychoses aiguës). — Duret. *Presse méd.*, n° 3 (brûlures). — Herzog. *Berlin. klin. Woch*, 3 avril, p. 295 (coma diab.). — Huchard. *J. des praticiens*, fév. (urémie). — Jorissenne. *Presse méd.*, n° 22 (ulcère d'estomac). — Lepine. *Actualité méd.*, Paris, Baillière. (Diabète). — Mélis-Schirru. *Gaz. degli osped.*, 15 octobre (chlorose). — Montagnon. *Loire. méd.*, 15 déc. (mal. de Reichmann). — Patel. *Lyon méd.*, 21 mai, (brûlures). — Roget et Balvay. *Lyon méd.*, 29 janv. (coma diab.) — Tommasoli. *Sem. méd.*, n° 38 (dermatoses).

2° *Saignée-Transfusion.*

1896. Charpentier. *Congrès de Genève*, septembre (Eclampsie). — Rendu et Bodin. *Soc. méd. hôp.*, 27 mars (Urémie). — Richardière. *Union méd.*, 5 déc. (Urémie). — 1897. Barré. *Indépendance méd.*, Paris, n° 22, 23 juin (Urémie). — Bauby. *Arch. méd. Toulouse* (Urémie). — Carrieu. *Congrès de Moscou et Presse méd.* — Dalché. *Soc. méd. hôp.*, 8 janv. et *Bull. méd.*, 10 janv. (Urémie). — Legendre. *Bull. Soc. thérap.*, T. III, p. 405 (Urémie). — Maurel. *Soc. méd. Toulouse*, 22 avril. — Van Rensselaer. *Amer. J. obst.*, N.-York (Urémie). — Tison. *L'Actualité médicale*, Paris, 15 fév. (Urémie). — 1899. Bayer. *Monats. f. Geburts. und. Gyn.*, juillet (Eclampsie). — David. *Limousin méd.*, n° 10, p. 181 (Urémie). — Huchard. *Bull. gén. thérap.*, 30 mars. — Knowlten. *Charlotte* [N. C.] *méd. J.* (Urémie).

INTOXICATIONS.

1° *Lavage du sang.*

1886. Roux. *Rev. méd. Suisse romande* (Iodoforme). — 1888. Sanquirico. *Arch. ital. de biol.*, déc. — 1891. Richardson. *The Lancet*, London, 26 sept. (collap. chloroform.) — Bobrow. *Sem. méd.*, annex., n° 62. (chloroform.). — 1892. Moramarco. *Rif. med.*, nov. — 1894. Max Gordon. *Deutsch. med. Woch.*, n° 12 (oxyde carb). — 1895. Bobroff. *Centralbl. f. Chir.*. n° 17, p. 409 (chloroform.). — 1896. Brodier. *Méd. moderne* (oxyde carb.). — 1898. Baude. Thèse, Lille (colique saturnine). — 1898. Borgen. *Deutsch. Arch. f. klin. Med.* LVI, p. 248 (col. saturn.). — Dalché. *Soc. thérap.*, 26 oct. (oxyde carb.). — 1898. Delearde. *Echo méd. du Nord*, Lille (col. saturn.). — 1899. Delobel. *Presse méd.*, 30 sept. (champignons). — 1899. Fiocco. *Rif. med.*, n° 39 (intox. mercurielle).

2° *Saignée-Transfusion.*

1884. Werner. *Berlin, klin. Woch.*, 28 janv. (intox. benzine). — 1896. Desplats. *J. des sc. méd.*, Lille, p. 34 (Encéphalopath. saturn.) — 1897. Vienne et Trouchaud. *Nord méd.*, Lille (oxyde carb.). — 1898. Oliver. *Lancet*, London (oxyd. carb.) — 1899. Goidin. Thèse, Paris janv. (Encéphalopath. saturn).

INFECTIONS.

1° *Lavage du sang.*

1831. Joeniken. Moscou, mai (choléra). — 1866. Hénocque. *Gaz. hebd. méd. et chir.*, p. 738-790 (choléra). — Lorrain. *Acad. des Sc.* 19 nov., (choléra). — 1873. Dujardin-Beaumetz, *Soc. méd. Hôp.*, 10 oct. ; et *Union méd.* choléra). — Smith. *Indian. med. Gaz.*, Calcutta, fév. (choléra). — 1882. Coates. *Lancet*, London, 30 déc. (choléra). — Darène. Th., Paris (fièvre typh.). — 1884. Bouveret. *Lyon méd.*, 9 nov. (choléra). — Hayem. *Rev. scientif.*, 19 juil. et *Acad. Méd.* 16 mars (choléra). — Maragliano. *Gaz. degli osped.* Gênes, 29 oct. (choléra). — Tibaldi. *Gaz. med. ital. Lombard.*, 1 et 8 nov. (choléra). — 1886. Ranvier. *Inj. sal. dans le choléra*. Paris. — 1888. Weiss. *Wien. med. Press.*, n° 43, p. 1524 (choléra). — 1890. Sahli. *Samml. Klin. Vortr. innere Med.*, n° 5, nov. — 1891. Burton-Fanning et Williams. *Lancet*, London, p. 1219. — Richardson. *Lancet*, London, 26 sep. (choléra). — Robin. *Bull. Acad. Méd.*, 3e s., XXV, p. 746-762. — 1892. Dawbarn. *N. Y. med. Rec.*, 2 janv.— Demiéville. *Rev. méd. Suisse romande* (Entérite infant.).

1892 Eisenlohr. *Soc. méd. Hambourg*, oct. (choléra). — Galliard. *Acad. Méd.*, 27 sept. (choléra) et *Gaz. hebd.*, Paris, oct. — Guttmann. *Soc. méd. int.*, 19 déc. (choléra). — Hayem. *Bull. Acad. Méd.*, 8 nov. (choléra). — Legnani. *Rif. med.*, vol. 1, n° 65 (pneumonie). — Michael. *Deutsch. med. Woch.*, n° 39 (choléra). — Pellegrini. *Gaz degli osped.*, n° 151 (pneumonie). — Sturges. —*Lancet*, London (Entérite).—1893, Marois. Th., Paris (athrepsie et diarrhée infant.) — Molla. *Gaz. méd.*, Liège. —1894. Northrop. *Tr. homœop. M. Soc. Penn.*, Phila, 1895.— Thiercelin. Th., Paris (Entérite infant.). — 1895. Casarini. *Rassegna di Sc. med.*, n° 7 (pneumonie). — Galvagni. *Rassegna di Sc. med.*, Milano ; et *Sem. méd.*, n° 7. — Hutinel. *Sem. méd.*, n° 14 (tub. infant). — Monario. *Rassegna di Sc. med.*, Milano, n° 3-4.—1896. Barbier et Deroyer. *Soc. méd. hôp.*, 27 nov. ; et *Bull. méd.*, p. 1143. — Bosc. et Vedel. *N. Montpel. méd.* ; et *Presse méd.*, p. 261-287.—Claisse. *Rev. de Chir.*, n° 9, p. 686. — Fajtout. *Union méd.*, 1 août — Lejars. *Soc. biol.*, 9 mai et *Presse méd.*, 1er janv. ; 13 mai.—Lochelongue. Th., Paris. — Michaux. *Bull. Soc. Chir.*, XXII, p. 1,8 janv.— Paté. Th., Paris (inf. puerp.).— Picot. *Rev. méd. Suisse romande*, Genève. — Pinard et Wallich. *Trait. d'infect. puerp.* Paris. —Reclus. *Acad.*

Méd., 30 juin (rage). — Sapelier. *Rev. Internat. méd. et chir.* (typhus exan-thém.—Schwartz. *Rev. gén. clin. et thérap.* — Simon. Th., Paris. — Thier-cellin. *Méd. Moderne*, 6 juin (Entérite infant.). — Verger. *Arch. clin.*, Bordeaux, nov. (athrepsie). — 1897. Audebert. *Gaz. hebd. Sc. méd.*, Bordeaux. — Bosc et Vedel. *Rev. de méd.*, nov., et *Presse méd.*, p. 288. — Bovet et Huchard. *Soc. Thérap.*, 31 janv. (pyélo-néphrite).— Carrieu. *N. Montpel. méd.*, p. 161, 201, 241, 268, 281. (f. typh.).— Casarini. *Gaz. degli. osped. delle cliniche.*, n° 136 (pneumonie).

1897. Claisse. *Wien. med. Presse.* — Clarck. *Amer. j. of obst.*, juin. — Dalché. *Soc. méd. hôp.*, 8 janv.; *Gaz. des hôp.*, 21 janv. (streptococcie). — Delbet. *Soc. Biol.*, juin ; *Presse méd.*, 6 janv. (pyélite). — Dotezac.Th. Bor-deaux (Entérites infantiles). — Durodié. *J. méd. Bordeaux* (choléra infant.). — Etable. Th., Paris. — Hare. *Internat. Clin.*, Phila. — Houël. *Sem. méd.*, n° 15 (br. pneum. grip. infant.) — Lienard. Th., Montpellier. — Mangin et Raynaud. *La Gynécologie.* Paris. — Nevison. *Cleveland. J. Med.* — Queirel et Mouren. *Am. gyn. et obst.*, juin, Paris (athrepsie). — Tantiloff. Th., Mont-pellier. — Trémoulet. Th., Montpellier (f. typh.). — Weinstein. *Akusherka*, Odessa. 1898. — Bolognesi. *Bull. gén. thérap.*, T. 134, p. 641-651. — Bovet. *Soc. thérap.*, 14 déc.— Fraikin et Buard. *Gaz. des hôp.*, LXXI ; et *Gaz. hebd. sc. méd.*, Bordeaux, p. 305. — Lemaire. Th., Lille (br. pneum. infant.). — Loviot. *Soc. obst. et gyn.*, 13 janv. (dyspepsie infant.). — Manquat. *Soc. thérap.*, 14 déc. — Mouren (Mlle). *Congrès d'obst. gyn. et pédiatrie.* Mar-seille, oct.—1899. Augagneur. *Ann. de dermat. et syphilig.*, p. 433 (syphilis).— Balvay. *Lyon méd.*, 6 août. — Calmette. *Union méd. du N.-E.*, 30 janv. (f. typh.) — Clisson. *Anjou méd.*, juin (infect. puerp.).—Cox. *Sem. méd.*, n° 6 (choléra. — Desnos. *Bull. gén. thérap.* (infect. urinaires). — Fonséca. Th., Montpellier. (tub. pulm.). — Giglioli et Calvo. *Settim. med.*, 28 janv. ; 4 fév. (f. typh.) — Houël. *Rev. de thérap.*, 15 juin. (br. pneum.) — Hutinel. *Sem. méd.*, n° 4, p. 29 (Entérite infant.) — Huyghes. *Nord médical*, 1er avril, n° 108 (pneum.) — Lenhartz. Soc. méd. Hambourg et *Bull. méd.*, p. 625. — Lépine. Th., Lyon. — Morano. *Rif. med.*, 28 et 29 mars (pneumonie.)

Morard. Th., Paris. (Tub. pulm.). — Ostermayer. *Centralbl. f. Gyn.*, 25 mars. — Ramès. Th., Toulouse (mal. infant.). — Rendu. *J. méd. interne.*, 15 fév. (Endocardite pneum.). — Soncini. *Policlinico*, 1er août (athrepsie). — Valence. *Arch. de méd. navale*, avril (ictère grave). — 1900. Mouren (Mlle). *Marseille méd.*, 15 fév. (athrepsie). — Rumpelmayer. Th., Paris (athrepsie).

2° *Saignée-Transfusion.*

1893. Bosc. *Sem. méd.*, p. 441 (choléra). — 1895. Terrier. *Soc. chirurgie.* 18 déc. —1896. Barré. *Rev. de Thérap.*, août (Rhumat. cérébral). — Bassi. *Gaz. degli osped.*, juin (pneumonie). — Bosc. *Presse méd.*, p. 261 et 287. — Pecker. *Presse méd.*, p. 438 (pneumonie). — Tuffier. *Soc. biol.*, 17 mai (Téta-nos). — Turbur. *Soc. thérap.*, 14 oct. (pneumonie). — 1898. Barré. *Rev. de thérap. méd. chir.*, n° 1 et 2. — Maragliano. *Congrès de méd. int.*, 3 oct., Turin (pneumonie). — Caillaud. *Gaz. des hôp.*, 13 juil. (tétanos. — Marcio-Nery. *Brazil-medico*, 15 avril (Béri-béri). — Martin. Paris.—Masson (thérap. clin. de f. typhoïde). — Reynaud. *Soc. thérap.*, 25 oct. (pneumonie).— 1900. Ponthieu. Th., Lyon (variole).

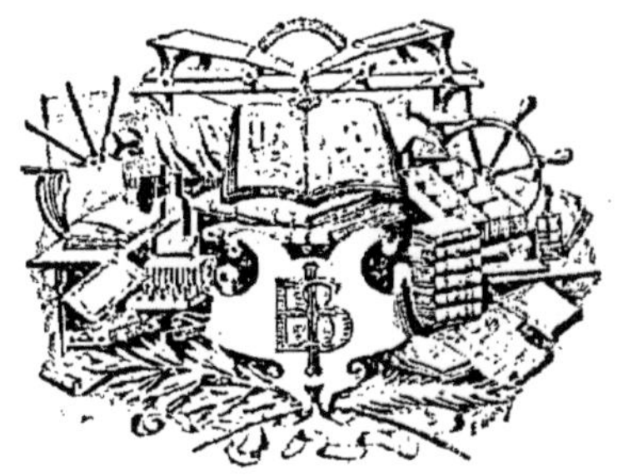

9 782016 159743